実践編

むし歯・歯周病は感染症
発病の原因と予防

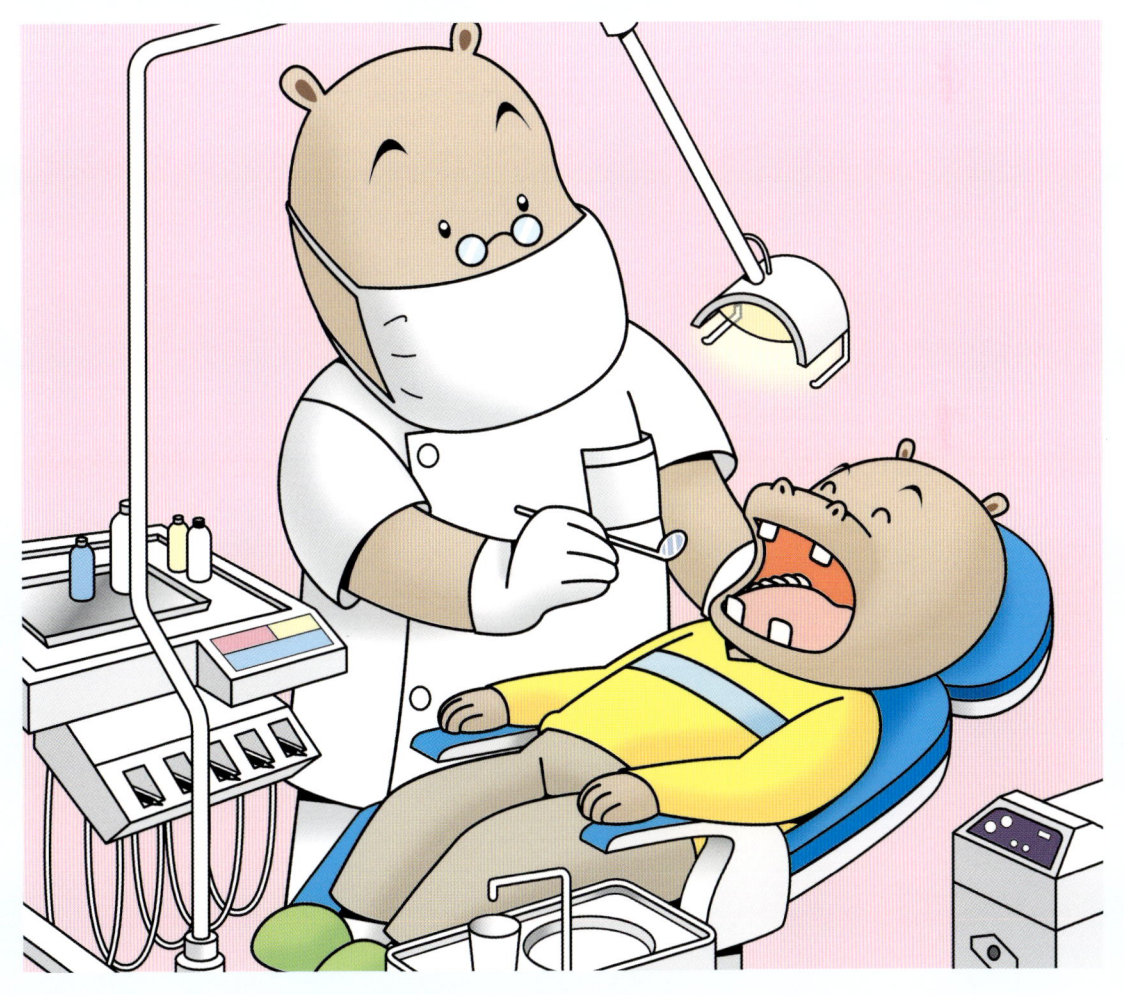

少年写真新聞社

CONTENTS

もくじ

本書のねらい 4
歯・口の病気の原因を知り、予防の方法を考えよう

第1章　むし歯の原因　9

Ⅰ　むし歯はどうしてできるのでしょう？ 9
　①口の中の細菌 .... 10　②糖　分 11
　③歯の質・歯並び ...... 12　④唾液の性状 12

Ⅱ　むし歯になりやすいところはどこでしょう？ 13

第2章　歯周病の原因　14

Ⅰ　歯周病はどうして起こるのでしょうか？ 14
　①幼児や学童期に多い歯肉炎 14
　②おとなの歯周炎 16

Ⅱ　歯周病のリスクファクターはなんでしょう？ 17
　①歯周病の最大の原因は歯垢 17
　②歯周病の発生・進行を促進する因子 17
　　食習慣 .... 18　生活習慣の乱れ 18
　　ホルモンのバランス .... 19　喫　煙 19
　　薬の長期服用 .... 20　遺伝的要因 20
　　糖尿病 .... 21　歯列・咬合 21
　　ストレス 21

第3章　むし歯や歯周病の原因となる歯垢の正体はなんでしょう　22

Ⅰ　歯垢はたくさんの細菌の固まり 22
　①歯垢の構成成分 .... 23　②歯垢の成熟過程 24
　③唾液中細菌の年齢的推移 25

Ⅱ　歯垢中の主な細菌 26

第4章　あなたは「むし歯になりやすい？」「むし歯になりにくい？」どちらでしょう！　27

■ むし歯予防検査の目的 27
■ 検査の内容と意義 27
　唾液ｐＨ .... 27　唾液分泌量 28
　乳酸菌（ラクトバチルス菌）.. 28　総細菌数（ＲＤテスト）... 29
　ストレプトコッカス・ミュータンス菌 30
　　①オーラルテスターミュータンス 30　②デントカルトＳＭ .. 32
　カンジダ菌 .... 33　唾液緩衝能 34
　むし歯予防検査結果からみた「むし歯になりやすい人」「むし歯になりにくい人」.. 35

CONTENTS

もくじ

第5章 歯の発達段階に即した予防のターゲットとポイント　36

Ⅰ リスクに合わせたむし歯予防　・・・・・・・・・・　37
①フッ化物　・・・・・・・・・・・・・・・・・　37
1 フッ化物洗口・・・・・・・・　37　　2 フッ化物配合歯磨剤　38
3 フッ化物塗布・・・・・・・・　39
②シーラント（むし歯予防填塞法）の応用　・・・・・　39
③歯垢pHと間食の頻度　・・・・・・・・・・・・・　40
④砂糖の代用甘味料　・・・・・・・・・・・・・・・　41

Ⅱ 歯みがきによる歯垢のコントロール　・・・・・・・　42
①上手な歯みがき（ブラッシング）法の実際　・・・・　42
❓ "適切な力でみがく"ってどういうことでしょう？・・・　43
歯みがき力測定結果レポート・・・・・・・・・・・・　44
②歯垢の付きやすい部分はみがき残しが多いところです・・・　45
③歯磨剤の効果　・・・・・・・・・・・・・・・・・　47
④歯ブラシにも寿命があることを知っていますか・・・・・・　48

第6章 からだに悪影響を及ぼすむし歯　50

Ⅰ 咀しゃく機能の低下　・・・・・・・・・・・・・・　50
Ⅱ 局所的悪影響　・・・・・・・・・・・・・・・・・　50
①永久歯への障害　・・・・・・・・・・・・・・・・　50
②不正咬合（異常咬合）の誘発　・・・・・・・・・・　50
③永久歯むし歯の誘発　・・・・・・・・・・・・・・　51
④乳歯が多数喪失すると、歯列不正を生じ発音障害を招く・・　51
Ⅲ 口腔悪習慣の誘発　・・・・・・・・・・・・・・・　51
Ⅳ 全身的悪影響　・・・・・・・・・・・・・・・・・　52
①歯性病巣感染の原因　・・・・・・・・・・・・・・　52
②偏食・食欲不振の助長　・・・・・・・・・・・・・　52
③心理的影響　・・・・・・・・・・・・・・・・・・　52
Ⅴ むし歯の進行状態と自覚症状　・・・・・・・・・・　53
むし歯の進行状態と自覚症状　・・・・・・・・・・・　53
Ⅵ 歯周病が全身の病気をひき起こす理由　・・・・・・　54
外毒素の有害性　・・・・・・・・・・・・・・・・・　55
内毒素の有害性　・・・・・・・・・・・・・・・・・　55

簡単にできるむし歯予防の実験　シグナルチェック　56

資料編　フッ化物洗口ガイドラインの通達文とその内容　57
日本で市販されているむし歯予防検査（Caries Risk Test）の一覧　59

著者紹介　60

本書のねらい
歯・口の病気の原因を知り、予防の方法を考えよう

Point 1. 歯科領域の2大疾患 ― むし歯と歯周病

　歯・口の領域に頻繁に起こる病気が、むし歯と歯周病です。みなさんの年代、特に、むし歯は児童・生徒期に多く、平成21年度の文部科学省の学校保健統計によれば、むし歯（未処置者と処置完了者を含む）をもっている者の割合は、幼稚園児46.5％、小学生61.79％、中学生52.88％、高校生で62.18％であることが明らかになりました（図参照）。また、中学1年生（12歳）の永久歯の一人あたりのむし歯（未処置歯、処置歯および喪失歯数を含む）は1.40歯で年々減少の傾向にあり、過去最低となっています（図参照）。また、この時期に発病する歯周病はほとんどが歯肉炎で、幼稚園児には目立った歯肉炎はほとんどありませんが、小学生では2.17％、中学生4.92％さらに高校生では5.35％と増えていく傾向を示しています。毎日の正しい歯みがきによって予防と改善が可能です。この本で、これら2大歯科疾患の原因を知り、実際の予防の大切さを理解しましょう。

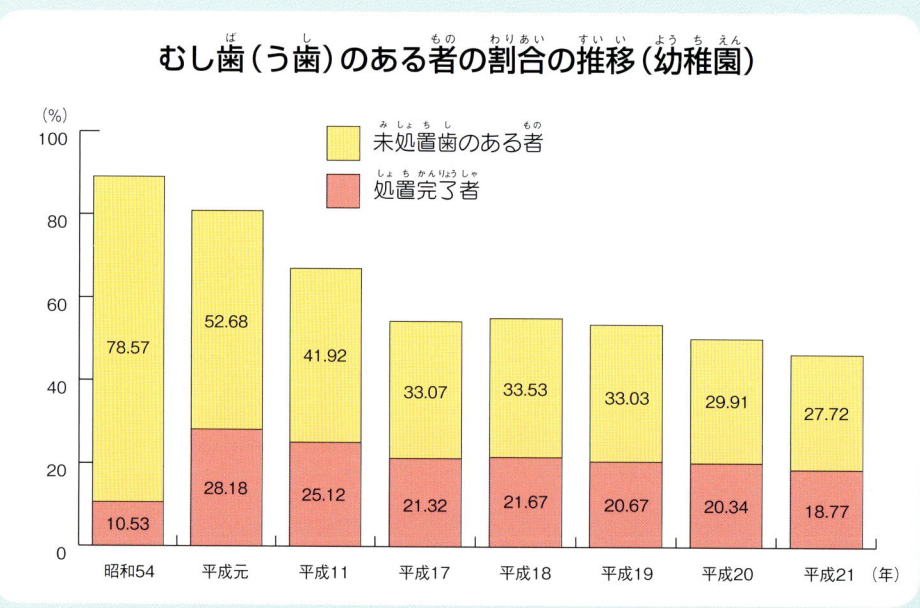

むし歯（う歯）のある者の割合の推移（幼稚園）

出典：文部科学省　平成21年度学校保健統計より作図

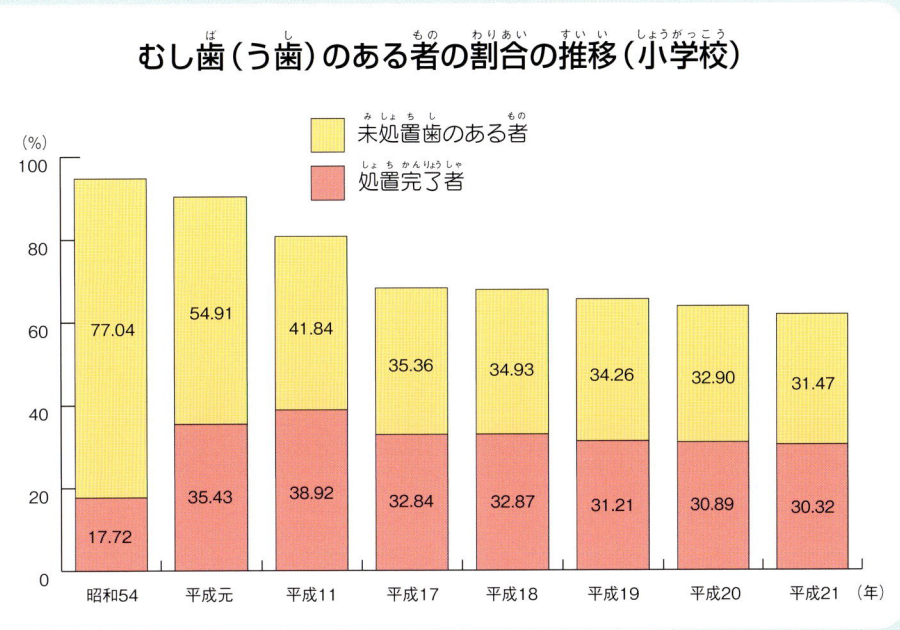

出典：文部科学省　平成21年度学校保健統計より作図

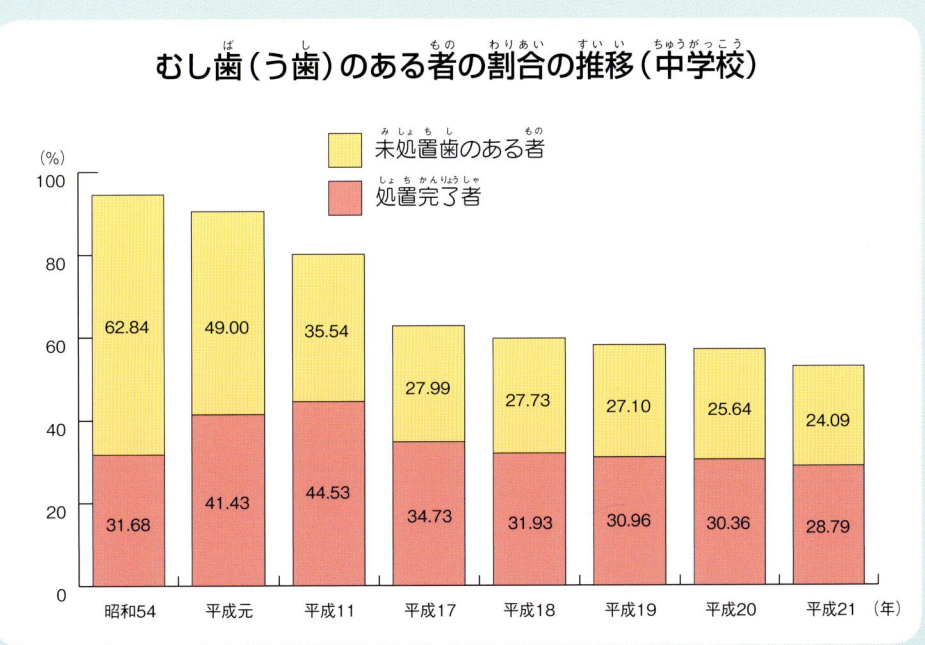

出典：文部科学省　平成21年度学校保健統計より作図

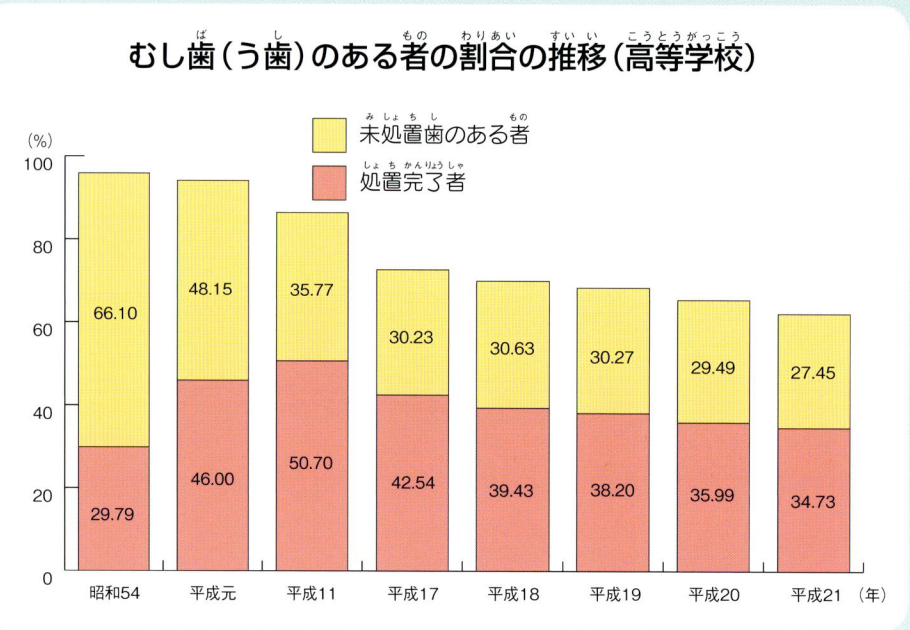

出典：文部科学省　平成21年度学校保健統計より作図

　ここまでの図は幼稚園児（5歳児）から小学生、中学生および高校生の乳歯と永久歯のいずれかにむし歯のある者の割合を示したものです。全体的な傾向としては未処置歯（治療の必要な歯）のある者が減少し、処置歯（治療してある歯）のある者の割合が増加していますが、むし歯のある者の割合はどの学齢期でも明らかな減少を示していることが特徴です。

　次頁の図は中学1年生（12歳）の永久歯の一人平均う歯数を示したもので、平成21年度には"1.5"を下回り、ようやく先進国に近づいてきたといえます。しかし、平成22年度までの国の健康目標「健康日本21」にあげられている"1.0"にはまだとどいていません。

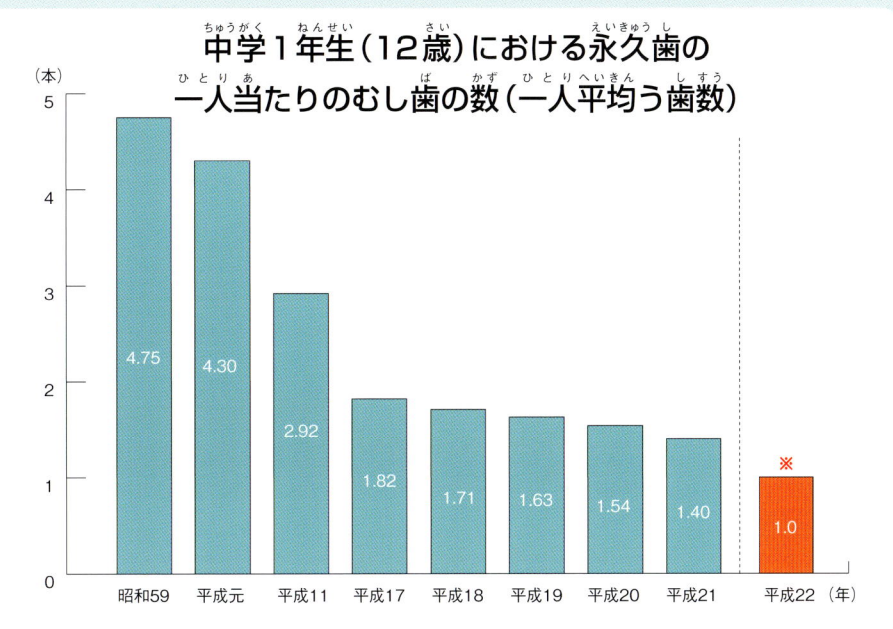

中学1年生（12歳）における永久歯の
一人当たりのむし歯の数（一人平均う歯数）

出典：文部科学省　平成21年度学校保健統計より作図
※平成22年の数値は「健康日本21」の目標値

Point 2. むし歯の原因と予防 ― カエスの3つの輪

　むし歯を予防するためには、どうしてむし歯ができるのか、その原因を知っておくことが第一歩です。アメリカの国立衛生研究所のポール・カエス博士は、むし歯の原因を右図のような3つの輪を使って説明しています。

① 歯の質や歯並び、唾液の性状などの宿主因子
② むし歯の病原となる細菌叢
③ 砂糖などに代表される食事性の基質

　この3つの因子が重なったところにむし歯は成立するとしています。このうち1つの因子でも欠けていればむし歯にはならないといえます。このようにむし歯は多因子性の疾患ではありますが、たとえばフッ化物のような1つの因子に対する強力な予防手段があれば有効なわけです。もちろん、図に示したような歯みがきによる歯垢のコントロールや砂糖をひかえるなどの予防手段をそれぞれの因子に対応させることも確実性を高めます。むし歯のリスク要因を科学的に判断して、原因に対する具体的な予防方法をこの本で学びましょう。

むし歯の要因

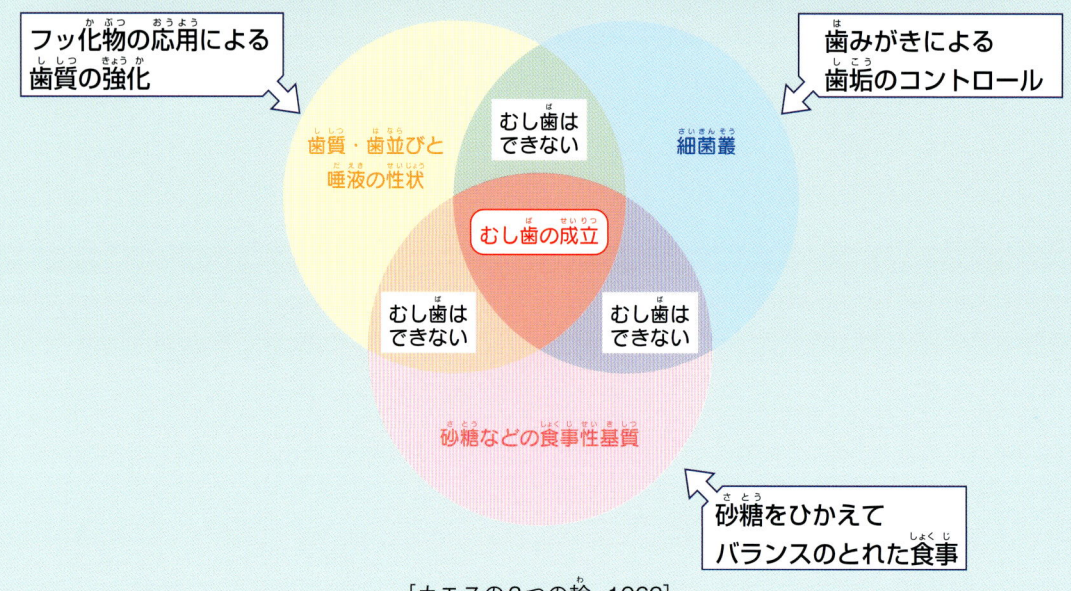

[カエスの3つの輪, 1962]

Point 3. 歯肉炎の発病と予防

　歯周病は歯周炎と歯肉炎の2つに大きく分類することができます。児童・生徒期に多く見られる歯肉炎は、成人期の歯周炎と異なり、適切でていねいな歯みがきを励行することにより、発病を防ぐことも治すこともできます。歯肉炎は歯と歯ぐきの境目にある歯肉溝付近の歯垢細菌によって発病します。歯肉炎は歯垢中の細菌と白血球の戦いによって、歯肉が健康なピンク色から炎症を起こし赤く腫れ上がるようすで判断できます。このような歯肉炎の予防法は、歯垢を効果的に取り除く歯みがきであり、そのほか抗菌剤の入った洗口液の応用やバランスのよい食生活も有効であるとされています。本書によって、正しい知識と十分な理解を得るだけでなく、これを予防のための行動につなげることが大切です。

第1章 むし歯の原因

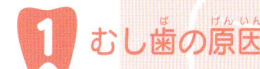

Ⅰ むし歯はどうしてできるのでしょう？

むし歯はデンタルプラーク（歯垢）の細菌、糖分の摂取、歯の質、歯並び、唾液の分泌量と性状などが複雑にからみ合って発生します。

発生の原因と要因

 細菌
- むし歯の主な原因菌はストレプトコッカス・ミュータンス菌ですが、糖分から酸をつくるその他の細菌も関係します。

 糖分
- 細菌は食べ物に含まれるショ糖、果糖、ブドウ糖を分解して有機酸を産生します。これが歯を溶かす原因になります。

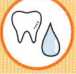 **唾液**
- 唾液の分泌量と性状もむし歯の発生にかかわっています。

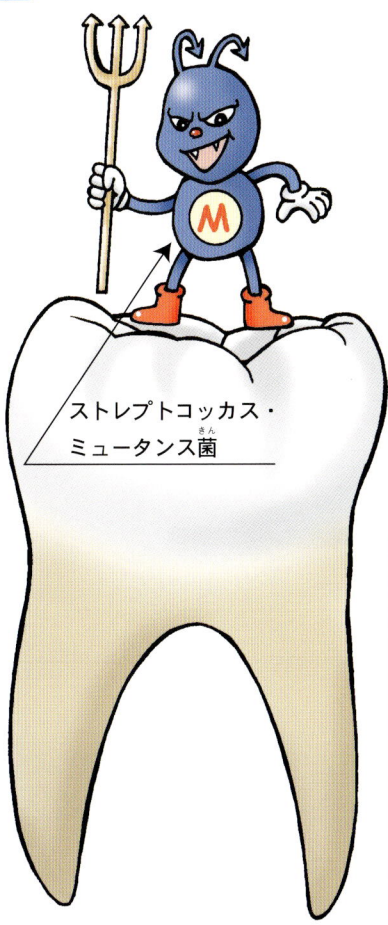

ストレプトコッカス・ミュータンス菌

 食べ物と食習慣
- 食習慣、飲食回数などが関係します。糖分を摂取すると歯垢のｐＨが低下します。
- 飲食回数が増えるとｐＨが低下する頻度も増えます。特に柔らかい食べ物は歯面や歯間に付着しやすいのです。

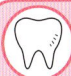 **歯の質と歯並び**
- 歯の質は歯垢細菌がつくる酸に対する抵抗性であらわされます。
- 歯並びが悪いと、食べ物のカスがたまりやすく、これを分解して酸をつくる細菌のかたまりである歯垢が増えます。また、歯みがきの際にも歯垢がきれいに除去できません。

Check デンタルプラークの意味

「歯垢」のことを「プラーク」と言っていますが、正式には「デンタルプラーク」と言います。語源はデンタル（歯）、プラーク（額縁の飾り）からきており、歯に付いた細菌の膜（バイオフィルム）のことを指します。デンタルプラーク１mg中には億を超える細菌がいるといわれています。

① 口の中の細菌

むし歯の原因菌　ストレプトコッカス・ミュータンス菌の正体

　歯垢に含まれる細菌の中で、むし歯の原因菌として代表的なものがストレプトコッカス・ミュータンス菌です。

　この細菌は、糖分を栄養源として、歯に付着する糊状のベタベタした多糖体（不溶性グルカン）をつくり出します。さらに、この細菌は口腔内に糖分が残っていると、菌自体の中に糖分を蓄えてしまう特性を持っています。そのために、いつでも糖分を利用して歯を溶かす乳酸などの有機酸をつくり出すことができます。

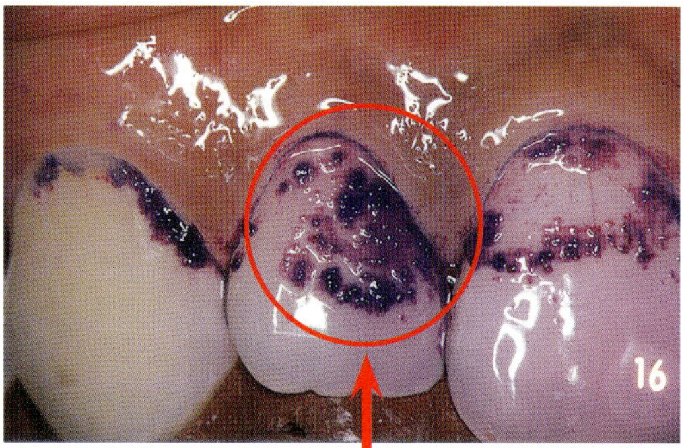

染め出し液を使って見た歯垢

ストレプトコッカス・ミュータンス菌のコロニー
48時間培養

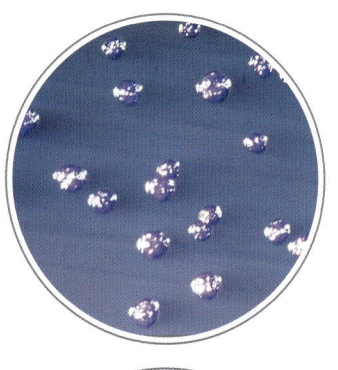

顕微鏡でみたストレプトコッカス・ミュータンス菌の正体

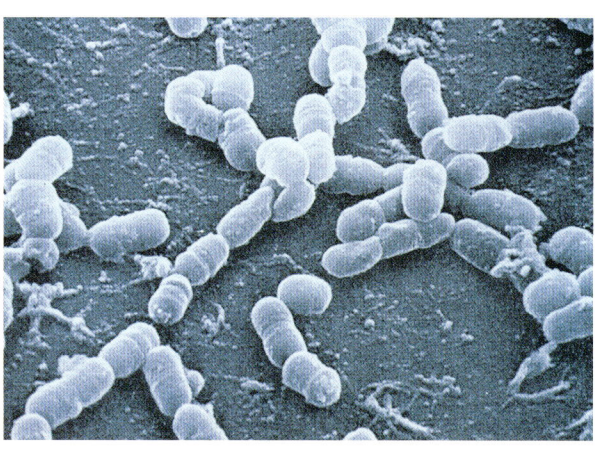

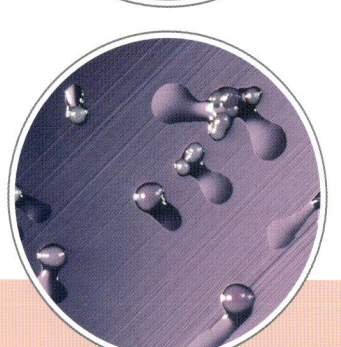

ストレプトコッカス・ミュータンス菌のコロニーと
多糖体（不溶性グルカン）培養1週間後

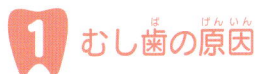

2 糖分

糖分の摂取とむし歯の関係

むし歯の原因菌はストレプトコッカス・ミュータンス菌以外にも、他のストレプトコッカス菌や乳酸菌、アクチノマイセス菌などがたくさん歯垢中にいます。これらの菌がショ糖、果糖、ブドウ糖を分解して有機酸を産生し歯のエナメル質を溶かします。

とくにストレプトコッカス・ミュータンス菌は、酸を産生するだけでなく、ショ糖を栄養源として粘着性の多糖体をつくり、菌を集めながら歯垢をふやしていきます。

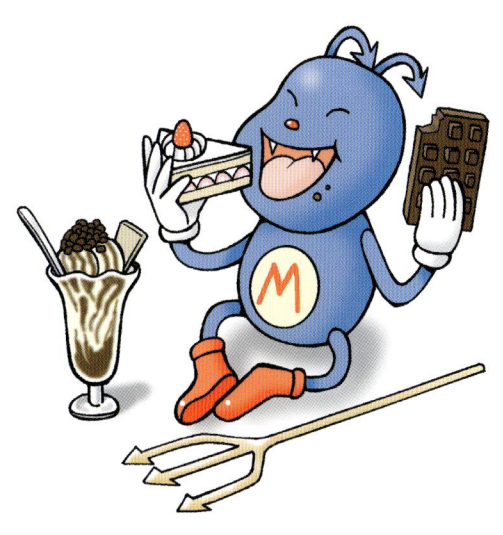

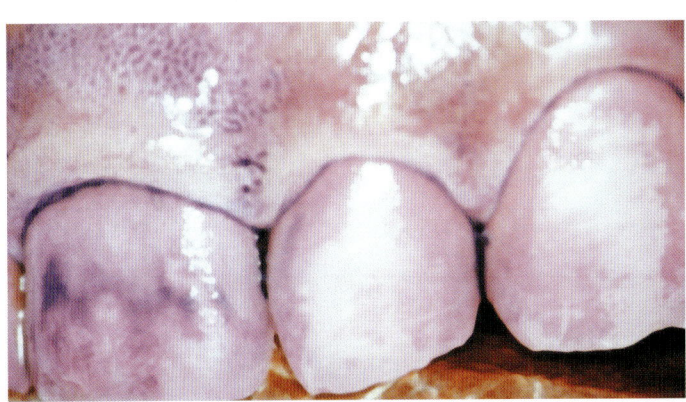

5日間間食をしない時の歯垢の状態

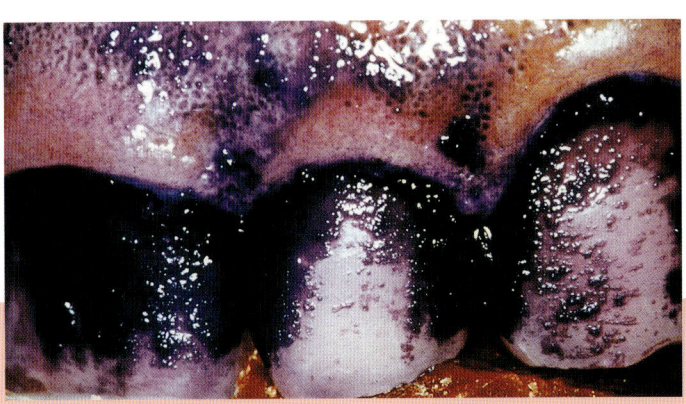

砂糖（ショ糖）がたっぷり入っているおやつを、毎日3回以上5日間食べ続けた時の歯垢の状態

［森岡俊夫編「砂糖とむし歯」1979］

ブドウ糖溶液うがい後の歯垢ｐＨの典型的な変動曲線

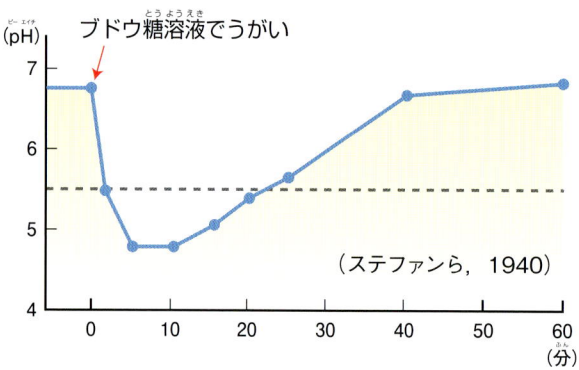

糖分の入った溶液で１分間うがいをした後の歯垢中ｐＨの変化を追ったのが、ステファン・カーブです。ｐＨが5.5より低くなると歯のエナメル質が溶け始めます。キシリトールなどはｐＨが下がらないので、むし歯にならないのです。

Check ステファン・カーブ

アメリカの研究者ステファンらが研究した10％ブドウ糖溶液で１分間うがいした後の歯垢中ｐＨの変動曲線をこのように呼びます。

③ 歯の質・歯並び

歯は胎生中（お母さんのおなかにいるとき）から作り始められます。むし歯になりやすいかどうかは生まれたときからの歯の質によっても影響されるのです。また、歯並びが悪いと歯垢をうまくとれないためむし歯になりやすいのです。

④ 唾液の性状（分泌量・pH・緩衝能）

唾液の分泌量やｐＨは人によって異なります。
①唾液のｐＨが酸性に傾くと歯からカルシウムが溶けだし、むし歯が発生しやすくなります。
②唾液の分泌（流出量）が少ないと、口腔内の洗浄力（細菌を洗い流す能力）が低下するため、むし歯が発生しやすくなります。
③唾液には口腔内のｐＨをほぼ中性に保つ緩衝作用があります。この能力（緩衝能）が低下すると酸性に傾き、むし歯が発生しやすくなります。

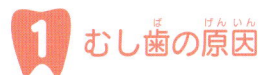

Ⅱ むし歯になりやすいところはどこでしょう？

歯垢が溜まりやすく歯みがき（清掃）がしにくい咬合面（歯と歯が咬み合う面）や、歯と歯の隣接面などがむし歯になりやすいところです。歯並びが悪いと歯垢が溜まりやすく歯みがきをしても歯垢がきれいに除去できません。

むし歯になりやすいところ

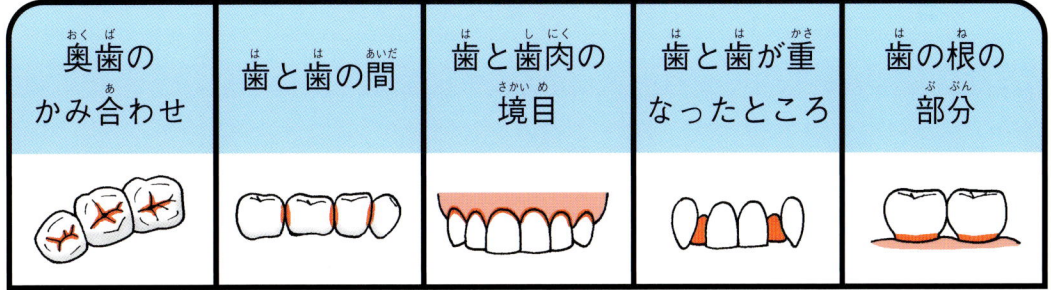

第2章　歯周病の原因

I　歯周病はどうして起こるのでしょうか？

　歯周病には歯肉炎と歯周炎がありますが、歯周病の最大の原因は歯垢によるものです。また、糖尿病などの全身に関わる基礎疾患を持つ人、喫煙習慣のある人などは歯周病になりやすくなったり、歯周病が治り難かったり悪化したりします。このようなことから歯周病も生活習慣病の一つとされています。
　幼児や学童期の子どもが歯周炎になることは稀で、この時期には歯肉が赤く腫れたりぶよぶよして痛んだり、歯みがきのときに出血する歯肉炎が多く見られます。

1　幼児や学童期に多い歯肉炎

　歯肉炎は歯肉（歯ぐき）に生じる炎症で、代表的なものとしては単純性歯肉炎と症候性歯肉炎が挙げられます。
　歯肉炎は小学校高学年の頃から増加の傾向が見られるのが特徴です。歯肉炎は早期の段階で自分で発見することができ、歯みがきなどの口腔清掃をきちんと行うことで改善することができます。

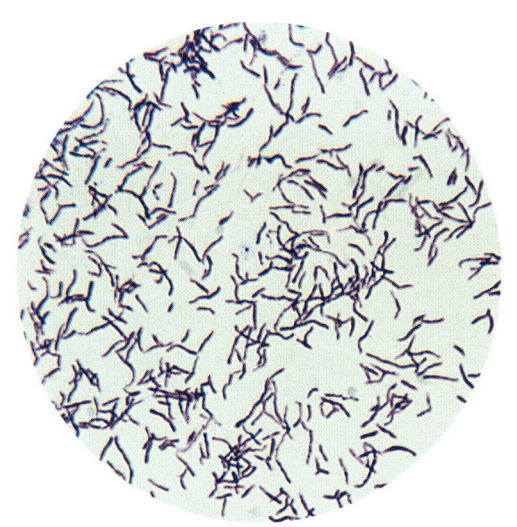

← 歯肉炎の原因菌
　アクチノマイセス

2 歯周病の原因

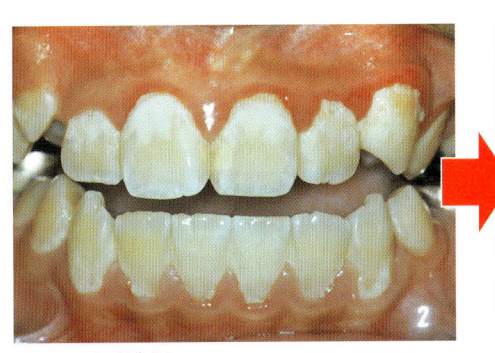

歯肉炎（小学5年生男児）

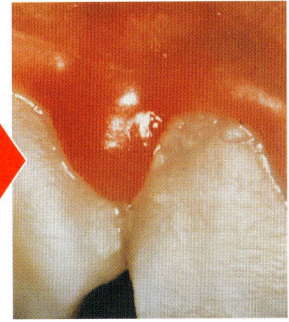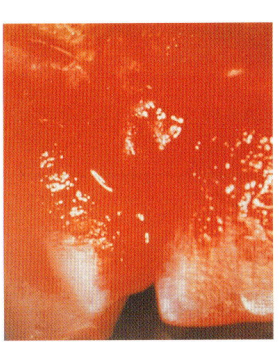

歯肉炎の拡大写真（左）と染め出し液を使って見た歯垢の状態（右）。歯肉まで歯垢がベッタリ付着しています。

歯肉の所見の有無、年齢階級別

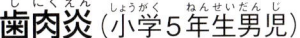

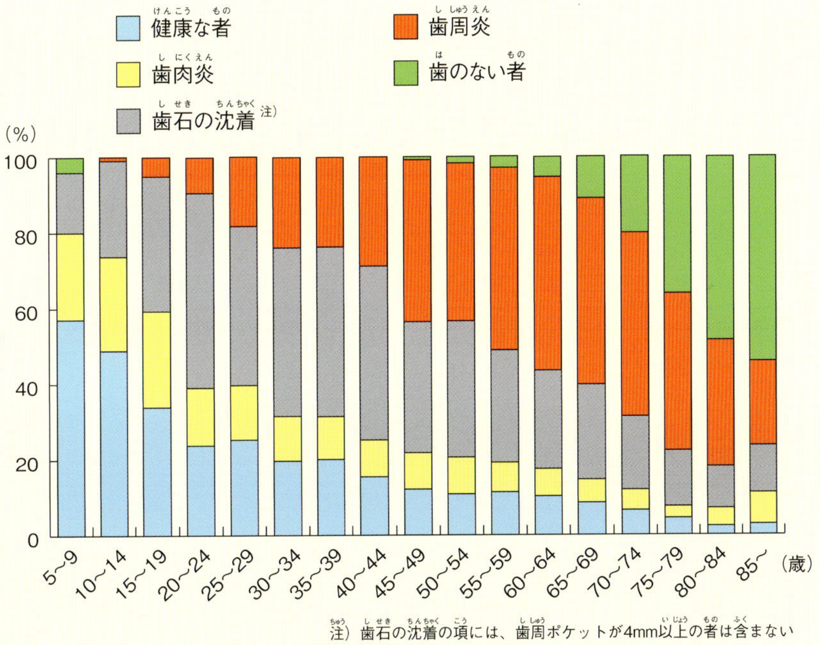

注）歯石の沈着の項には、歯周ポケットが4mm以上の者は含まない

出典：平成17年　厚生労働省：歯科疾患実態調査より（一部改変）

② おとなの歯周炎

おとなの歯周炎の特徴は、歯周ポケットの形成や歯槽骨の吸収などで、治療しても元の健康な状態に戻ることは稀なこわい病気です。

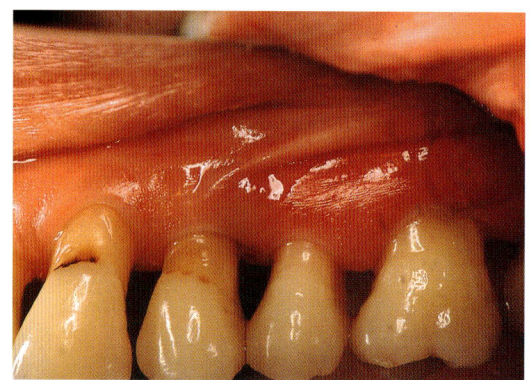

[写真提供：東京歯科大学　山田 了教授]

おとなの歯周炎

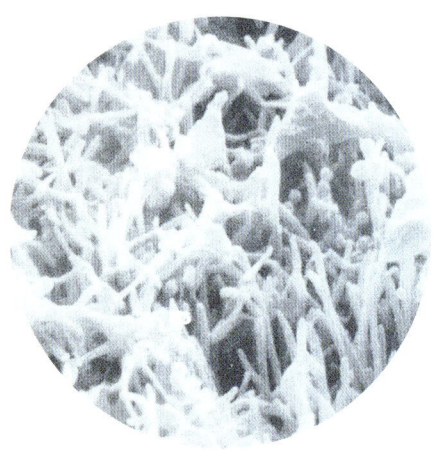

歯周炎の原因菌　→
ポルフィロモーナス・
ジンジバーリスなど

写真提供：関谷 実 博士の厚意による

あなたの歯肉は健康ですか？

毎日の歯みがき時に、自分の歯肉の状態を洗面所の鏡などでチェックする習慣をつけることが歯肉の健康を守り、歯肉炎の早期発見につながります。

歯肉のチェックポイント

	健康な歯肉	歯肉炎のある場合
歯肉の色	薄いピンク色	赤み、赤紫をおびる
形態・感触	歯と歯との間に歯肉がしっかり入り込んで、弾力性に富み、引き締まっている	歯と歯の間の歯肉は先端部（歯間乳頭）が丸みをもってふくらんでいたり、ブヨブヨしている
出血の有無	出血しない	歯みがき程度の軽い刺激でも出血しやすい

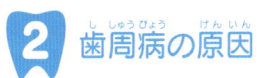

Ⅱ 歯周病のリスクファクターはなんでしょう？

① 歯周病の最大の原因は歯垢

　歯周病の最大の原因はむし歯と同じように歯垢ですが、特に歯と歯ぐきの間に付着した歯垢が問題です。
　歯周病の原因となる歯垢中には、むし歯をつくるものとは異なる嫌気性細菌が多くみられます。
　歯垢が溜まって石のように固くなったものを歯石といいます。歯石の中の細菌は死滅していますが、歯石があると、その上に歯垢が溜まりやすくなります。

② 歯周病の発生・進行を促進する因子

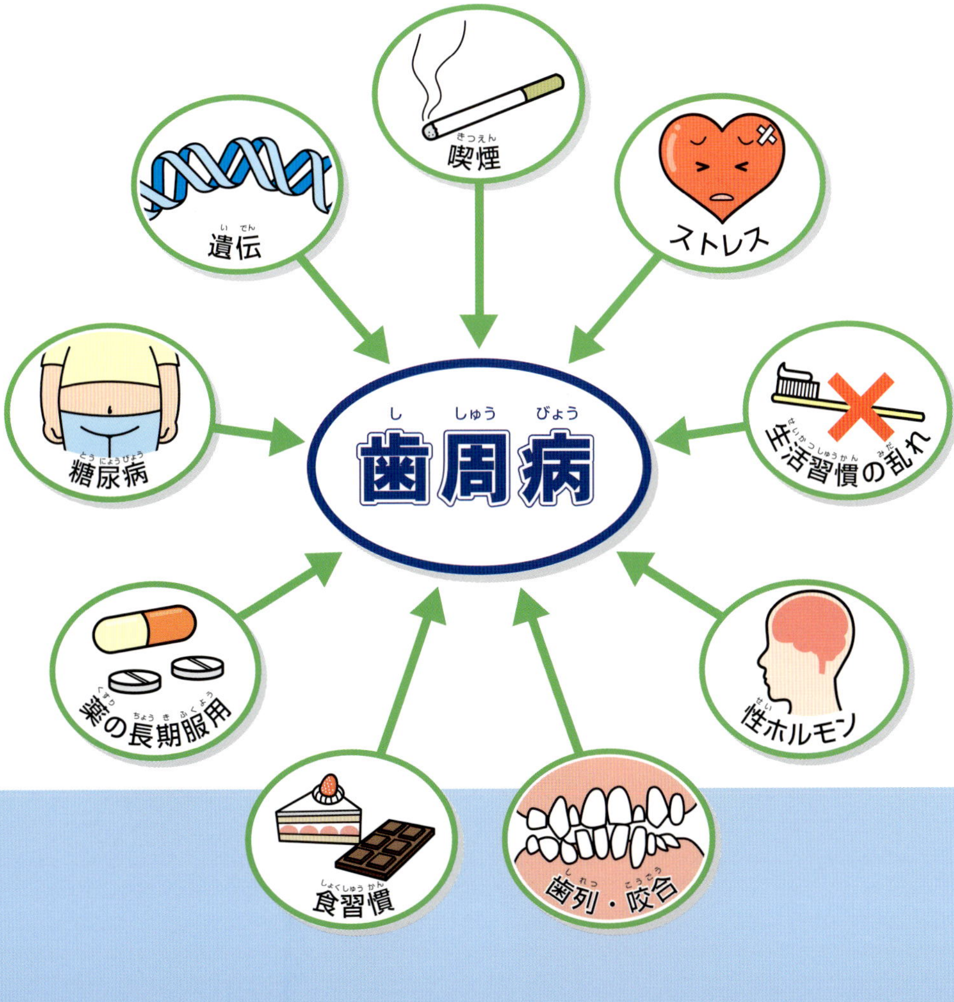

歯周病

- 遺伝
- 喫煙
- ストレス
- 生活習慣の乱れ
- 性ホルモン
- 歯列・咬合
- 食習慣
- 薬の長期服用
- 糖尿病

食習慣

◎糖分の多い甘いお菓子、清涼飲料、柔らかい食べ物などは歯垢を増殖させます。
◎発育期にある子どもでは、特に不規則な食事、栄養の偏りが全身の健康に悪影響を及ぼします。

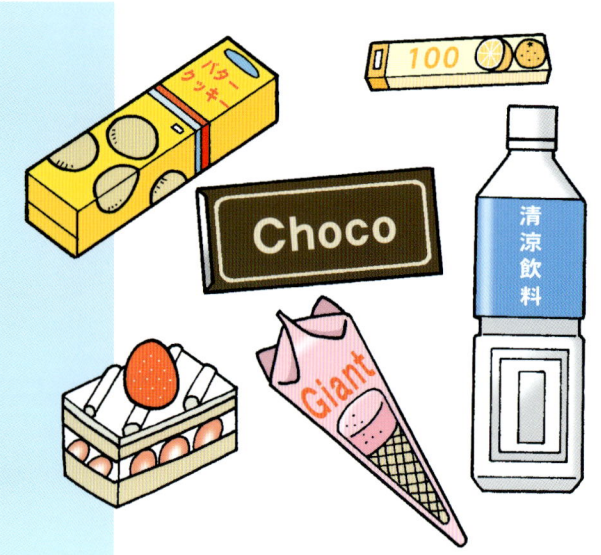

生活習慣の乱れ

◎食事の時間が一定しないなどの生活の乱れは、食べ物の質にも問題を生じたり、歯みがきがおろそかになったりします。

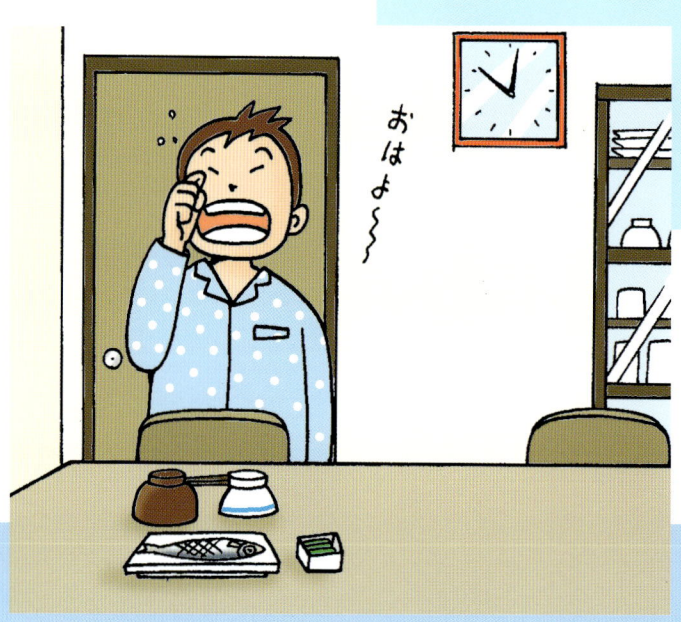

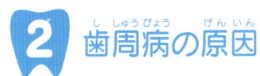

ホルモンのバランス

◎思春期や妊娠中などホルモンのバランスが崩れやすいときは、歯肉の炎症をひきおこしたり、悪化させたりします。妊娠中は女性ホルモンであるエストロゲン、プロゲステロンの分泌が盛んになるため歯周病原菌の発育を促進し「妊娠性歯肉炎」をおこすことがあります。

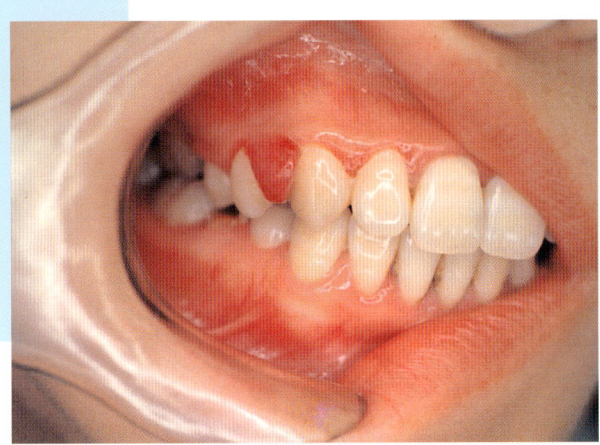

妊娠性歯肉炎 →

喫　煙

◎たばこの成分に含まれるニコチンやタールの作用によって、全身の血管が収縮し歯肉への血液の流れが悪くなって、歯周病原菌に対する免疫力を低下させるといわれています。

また、ニコチンは歯周病の治療によって生じた傷口の治りを悪くします。

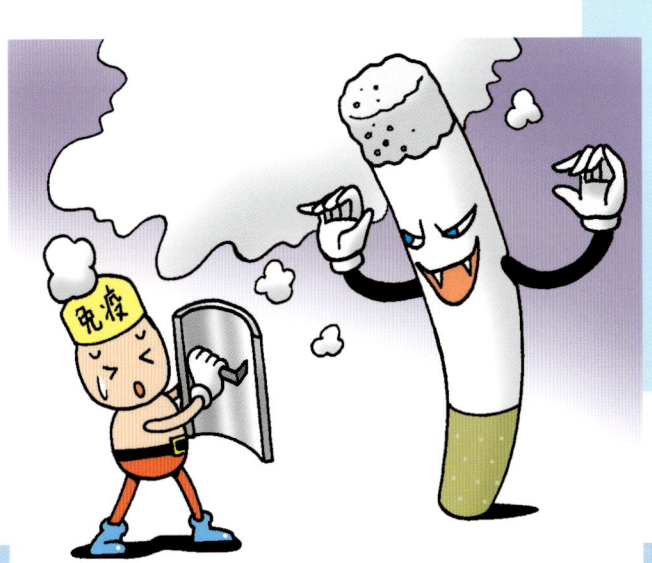

薬の長期服用

◎抗てんかん薬、免疫抑制剤、降圧剤（高血圧の治療薬）などの薬を長期にわたって服用すると歯肉増殖がおこることがあります。このような薬を服用している場合は、主治医に相談したり、かかりつけの歯科医にチェックしてもらうとよいでしょう。

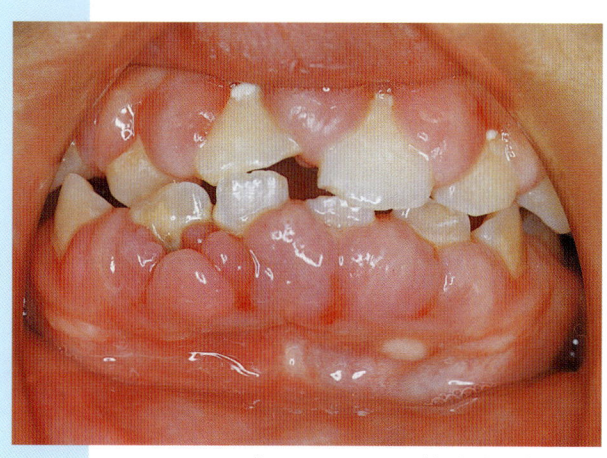

抗てんかん薬長期服用の子どもの歯肉増殖

遺伝的要因

◎遺伝的に歯周病原菌に対する免疫力が強い人と弱い人がいます。遺伝的に免疫力が弱いことがわかった場合は、そうでない人よりも歯垢除去をきれいに行い、かかりつけの歯科医に定期的な検診とアドバイスを受け、それを守ることで予防できます。

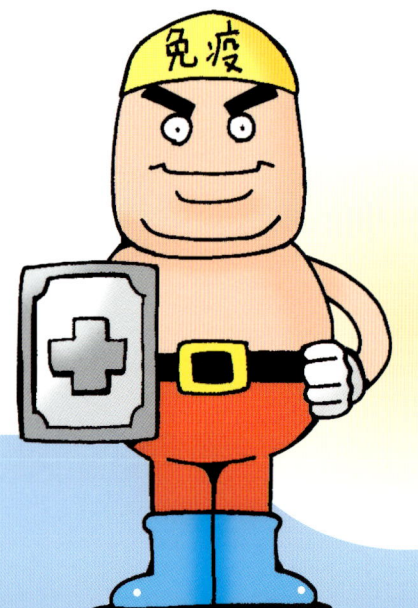
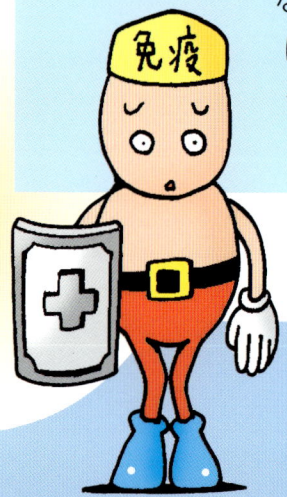

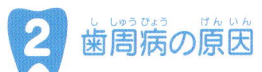

糖尿病

◎全身の病気がある人は免疫力が低下しているので、細菌に感染しやすい状態にあります。特に糖尿病では血糖値が高い状態が続くと、白血球の働きが低下して免疫力が弱まるため、歯周病になりやすく、悪化しやすい状態になります。

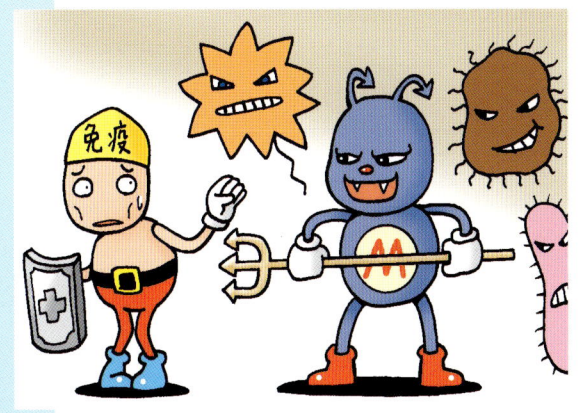

歯列・咬合

◎歯並びが悪かったり、咬み合わせがよくない状態は、歯みがきをしても歯垢を除去しにくいのです。

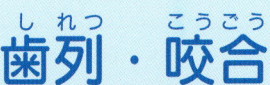

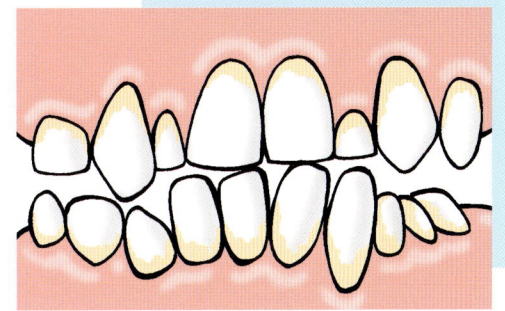

ストレス

◎ストレスは、歯周病のみならず、全身の健康に影響を及ぼします。ストレスが続くと心身の病を招くことがありますが、生活習慣にも変化（睡眠、食事など）がおこり、口腔内の衛生環境が悪くなります。また、免疫力の低下も招くので、歯周病のリスクがさらに高くなります。

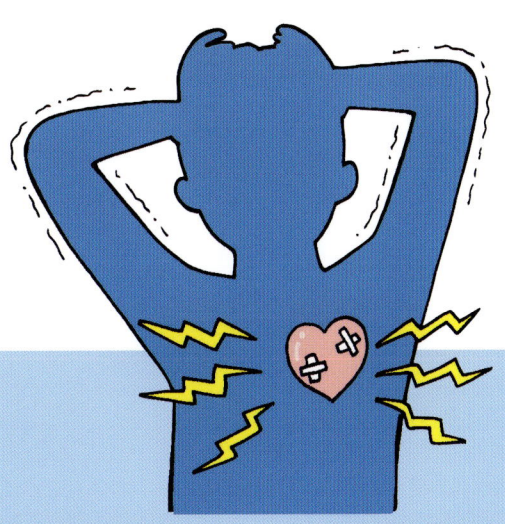

第3章　むし歯や歯周病の原因となる歯垢の正体はなんでしょう

Ⅰ　歯垢はたくさんの細菌の固まり

　歯垢は食べ物のカスではなく、複数の細菌（300〜400種類と推定されている）からできている固まりです。
　母親のおなかの中にいる赤ちゃんの口腔内には細菌はいませんが、生まれてからいろいろな細菌が口腔内に住み着きます。乳歯が生えてくるとそれらの細菌が、歯や歯の周囲（歯肉、歯茎部）に付着するようになります。これらの細菌の多くは母親の口腔内に存在するものが子どもの口腔内にうつることがわかってきました。
　うつっただけでむし歯が発生するわけではなく、細菌が増殖→定着→感染という経過がとられます。
　この間の食生活、おやつの習慣などがむし歯発生のリスク度合に大きく影響します。

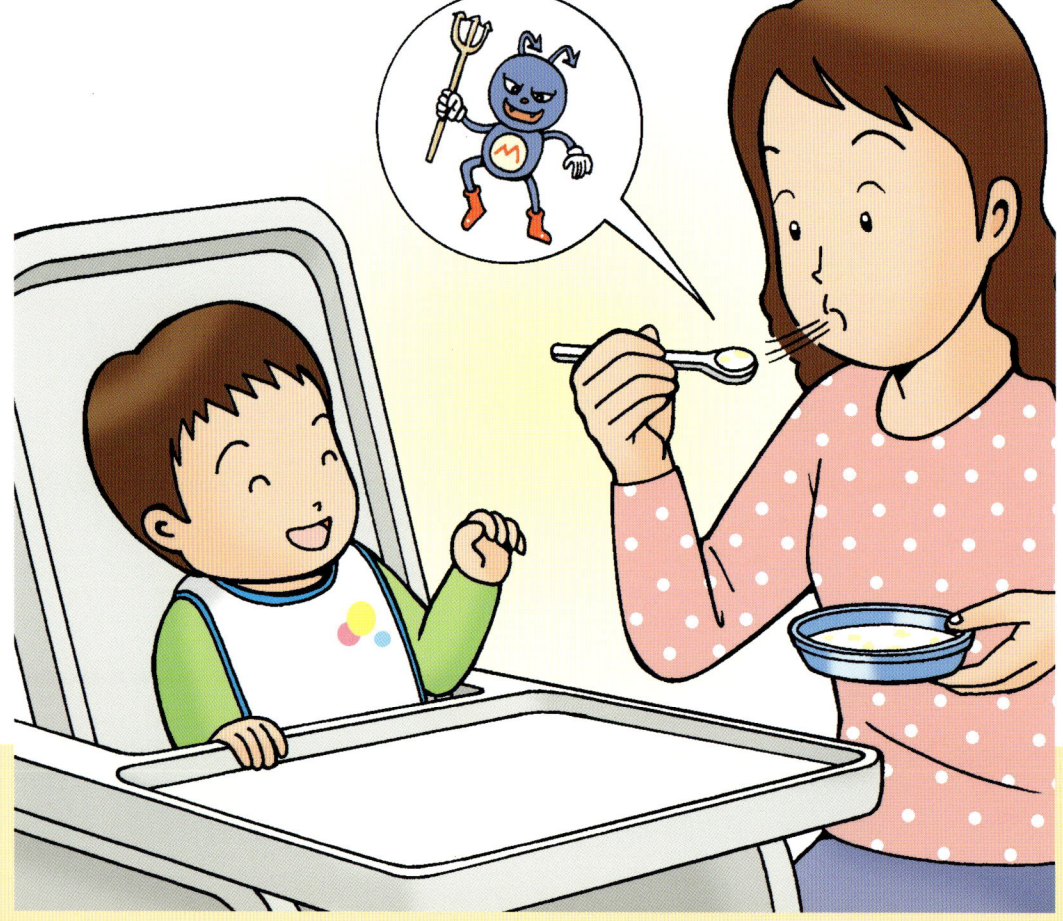

3 むし歯や歯周病の原因となる歯垢の正体はなんでしょう

① 歯垢の構成成分

　1mgの歯垢中には細菌が1億個、唾液1mlでは10億個もの細菌が棲息しており、これらの細菌と糖タンパクなどの成分、カルシウムなどの無機質成分が歯垢を構成しています。

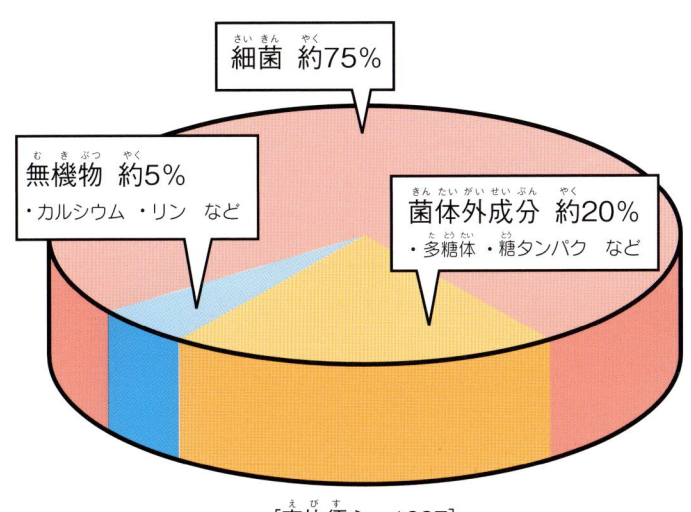

歯垢の構成成分
- 細菌　約75%
- 菌体外成分　約20%　・多糖体・糖タンパク　など
- 無機物　約5%　・カルシウム・リン　など

［恵比須ら，1997］

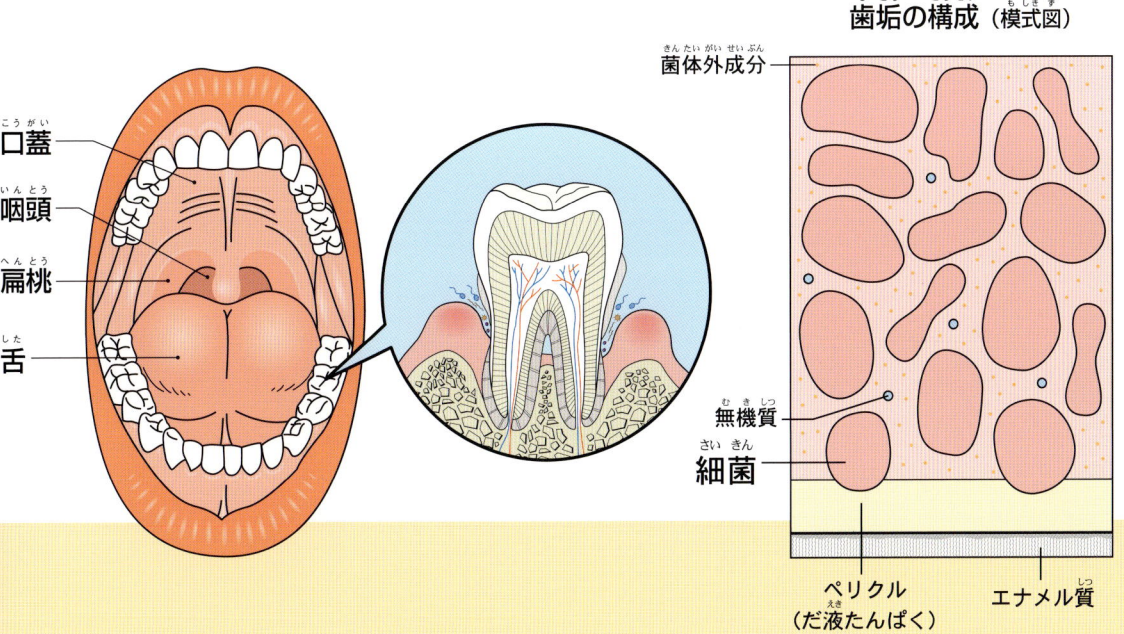

歯垢の構成（模式図）

② 歯垢の成熟過程

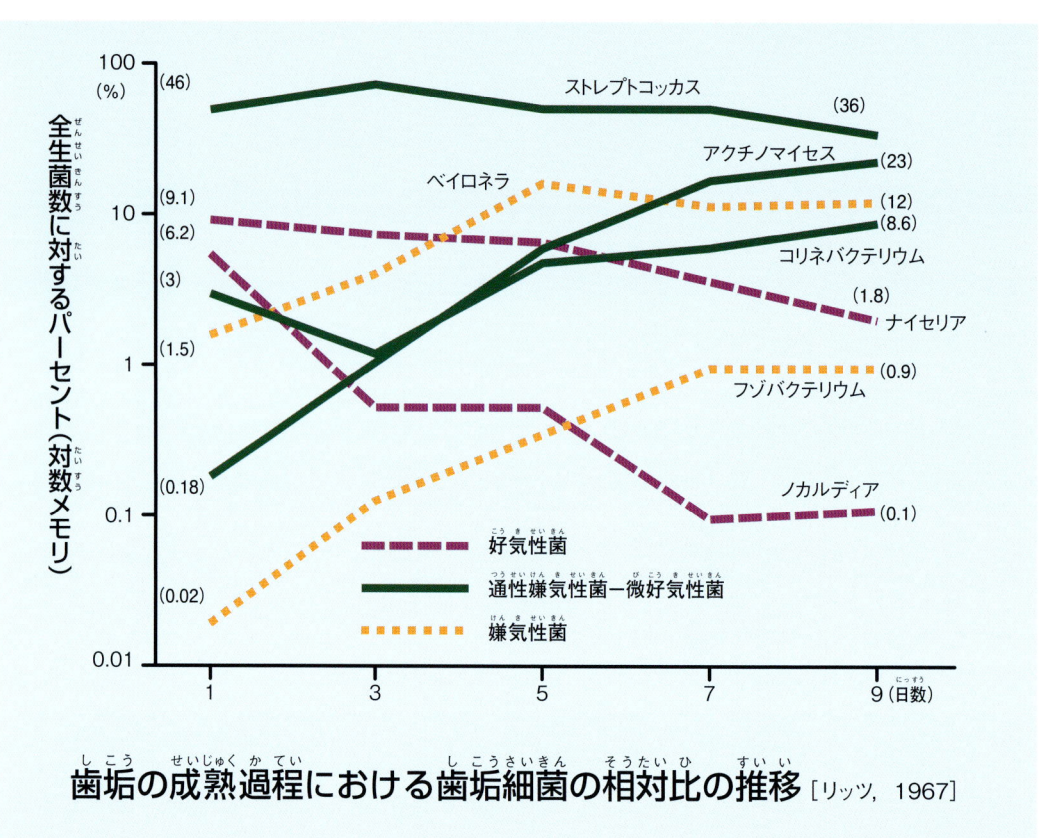

歯垢成熟のピークは7日目頃

歯垢の成熟過程における歯垢細菌の相対比の推移 [リッツ, 1967]

　細菌が歯面に付着し始める初期から成熟までに、歯垢中の細菌叢に大きな変化が見られるようになります。歯垢形成初期は球菌が優勢で（ストレプトコッカス菌が最も多い）、3日目頃になると線状菌、桿菌が出現します。7日目頃から線状菌および桿菌が占める割合が多くなります。

　歯垢は好気性から時間の経過とともに嫌気度が高まるために、好気性菌（酸素がないと増殖できない菌）、通性嫌気性菌（酸素があってもなくても増殖する菌）から、嫌気性菌（酸素があると増殖できない菌）の数が多くなります。

3 むし歯や歯周病の原因となる歯垢の正体はなんでしょう

③ 唾液中細菌の年齢的推移

胎児の口腔内は無菌状態

　下図は新生児から老年期までの一生を通した唾液中細菌数の変化を、グラフにあらわしたものです。母親のおなかの胎児は無菌的に育っていますが、出生直後のあかちゃんの口腔内は、生まれてくる時に母親の産道に由来する細菌の伝播がおこっています。

　しかし、むし歯の原因菌であるストレプトコッカス・ミュータンス菌などは、歯が生えてくるまで唾液中には見られません。

　一般の口腔内細菌は3歳ぐらいまでにほぼ定着するようですが、ストレプトコッカス・ミュータンス菌や乳酸菌などのむし歯の原因菌は4歳から7歳にかけてピークを示します。これらの菌は、高齢者になっても、総入れ歯になっても口腔内に存在するため、唾液中に検出されます。

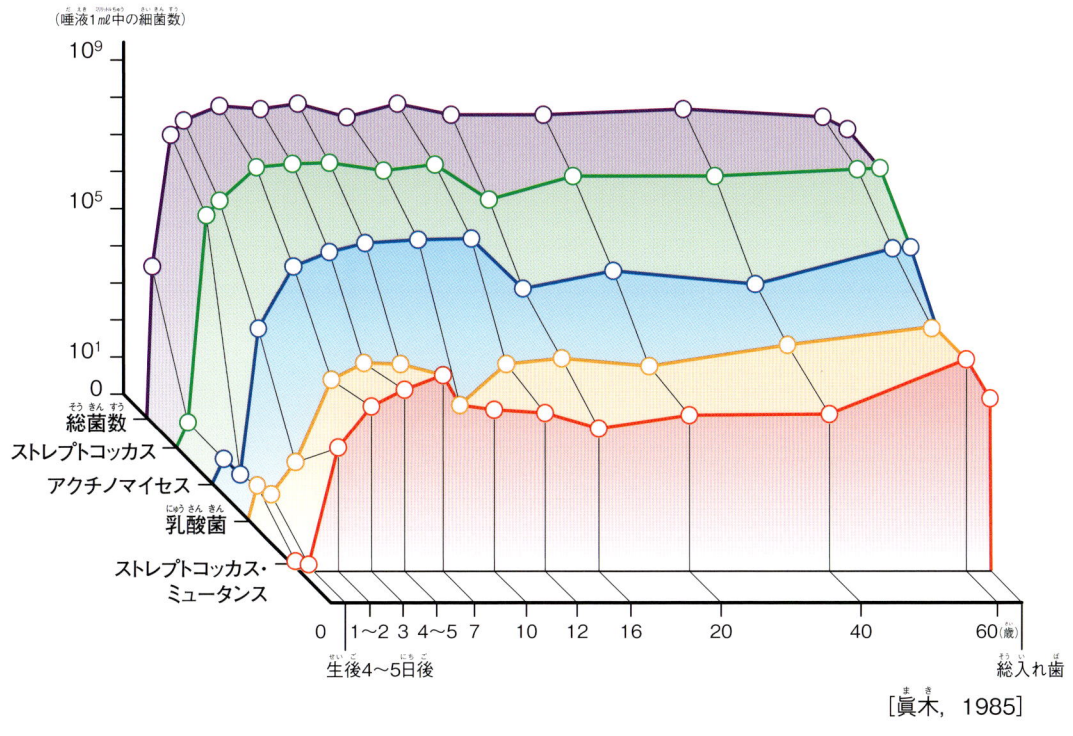

[眞木, 1985]

3 むし歯や歯周病の原因となる歯垢の正体はなんでしょう

II 歯垢中の主な細菌

歯肉縁上では、線状菌の周囲を球状菌がかこんだトウモロコシ状の歯垢細菌が見られます。

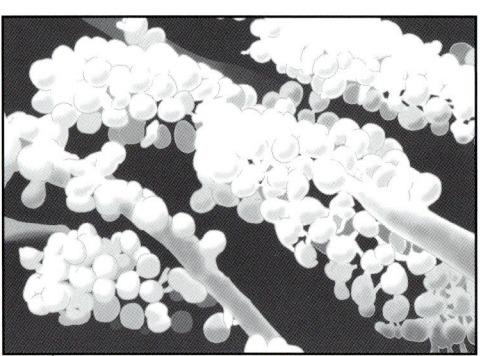

歯垢細菌のCG

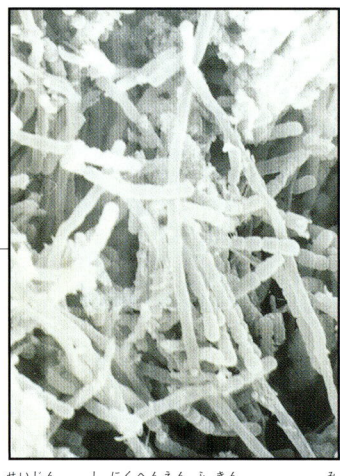

成人の歯肉辺縁付近によく見られる線状菌、桿状菌。
写真提供：関谷 実 博士の厚意による

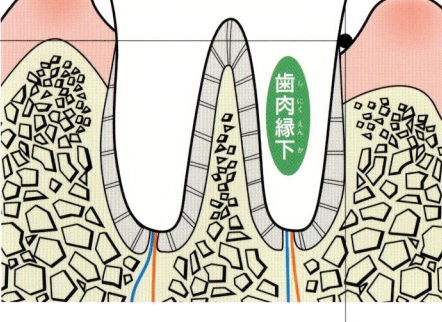

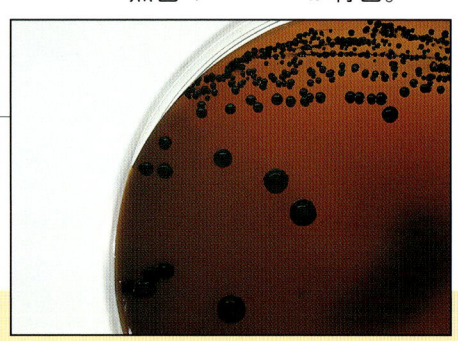

血液寒天培地上の歯周病菌、ポルフィロモーナス・ジンジバーリス。黒色のコロニーが特色。

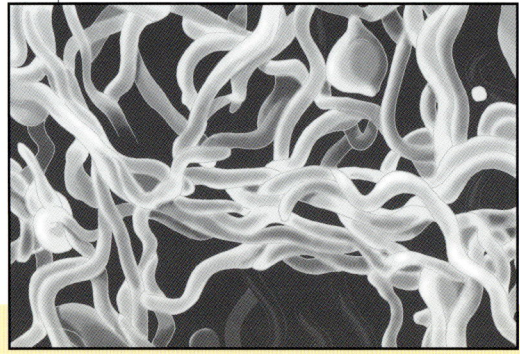

ラセン状菌のCG

第4章 あなたは「むし歯になりやすい？」「むし歯になりにくい？」どちらでしょう！

むし歯予防検査
（むし歯のリスクテスト）

■ むし歯予防検査の目的

　むし歯になりやすいかどうかを知るために「むし歯予防検査」があります。
　この検査は唾液を採取して、むし歯の病原細菌の数や唾液の性状を調べることによって、将来のむし歯のなりやすさを予測します。この結果をもとに、口腔内環境をむし歯にならない良い状態に保つための具体的な予防指導に役立てることができます。

■ 検査の内容と意義

唾液pH

　唾液の酸性度をpHメータで測定することにより、むし歯が発病しやすい環境かどうかを知ることができます。（pH6.5以下が要注意）

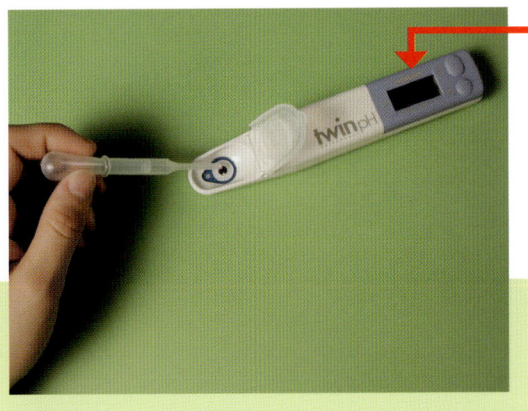
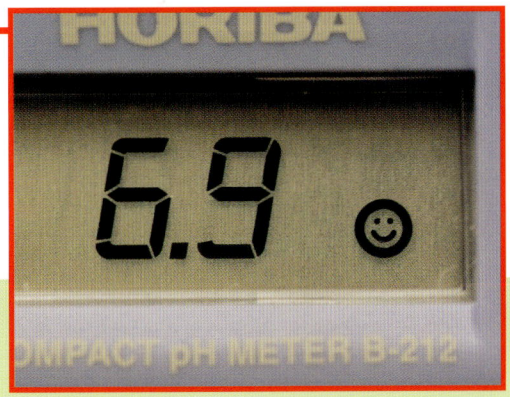

唾液分泌量

一定時間あたりの唾液の分泌量を測定することによって、むし歯のなりやすさを推定します。（刺激唾液の分泌量が1分間に0.7mℓ以下では要注意）

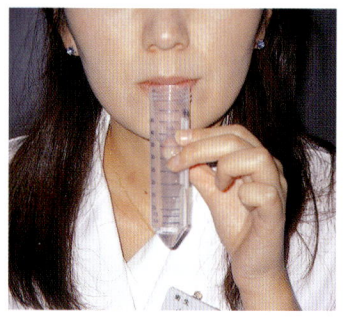
混合唾液
（咀しゃく刺激）

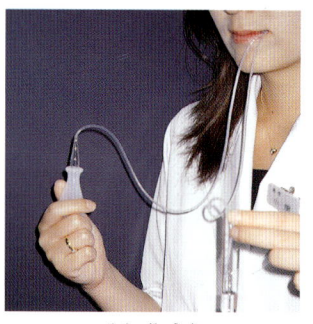
腺唾液
（クエン酸刺激）

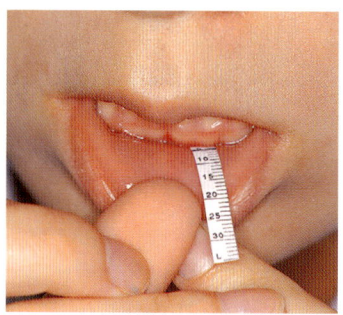
安静時唾液
（シルマー試験紙法）

乳酸菌（ラクトバチルス菌）

むし歯の深いところ（象牙質）や、詰め物の隙間に存在する細菌です。未処置のむし歯の存在や不適合な詰め物があるとこの細菌が増えます。

糖分の摂取量が多い場合も同じ反応を示すので、砂糖の摂取量を減らす必要性や、治療の必要性を客観的に知ることができます。（菌数が1mℓ中に10^5個以上あると要注意）

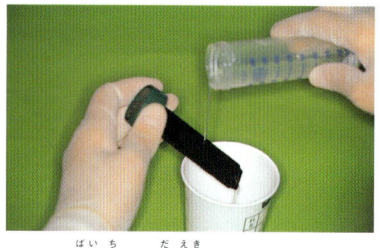
培地に唾液をかける

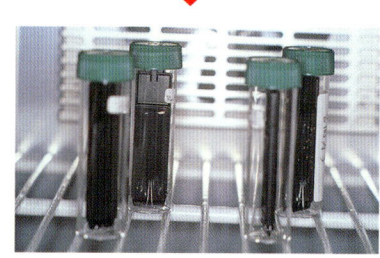
37℃で4日間培養

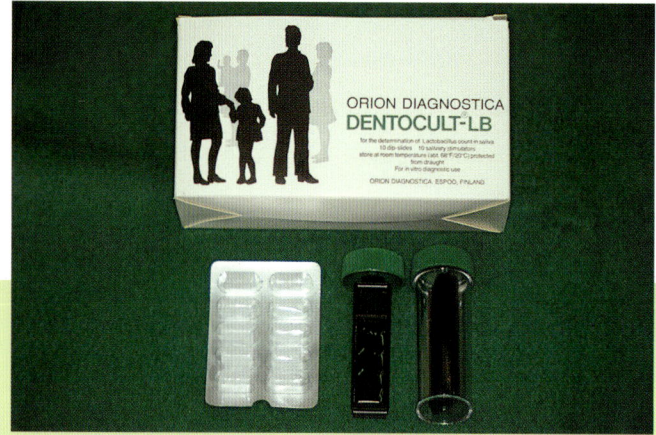
デントカルトLBのキット

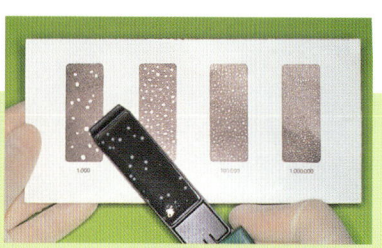
結果の判定

4 あなたは「むし歯になりやすい？」「むし歯になりにくい？」どちらでしょう

総細菌数（RDテスト）

唾液中の細菌の総数を知ることで、むし歯の活動性を推定します。体温で15分間反応させることで判定できます。（総細菌数が10^8個以上あると要注意）

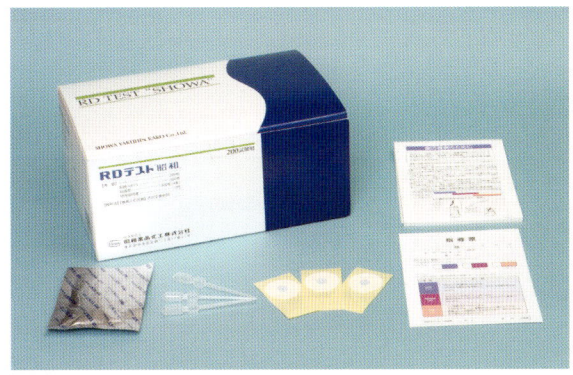

RDテストキット

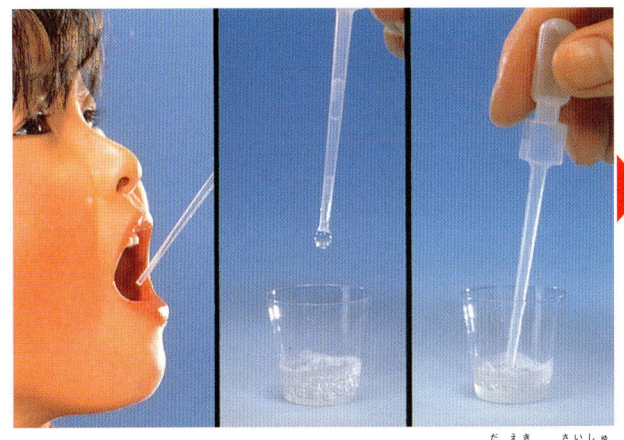

唾液の採取

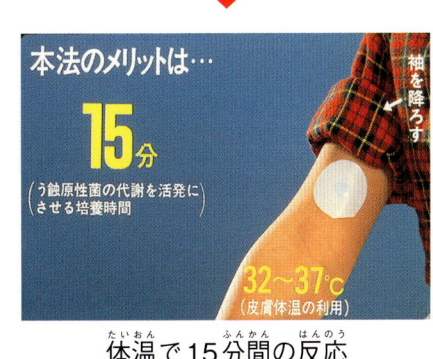

唾液の接種

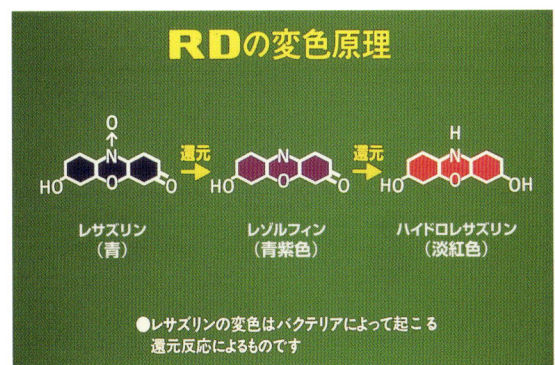

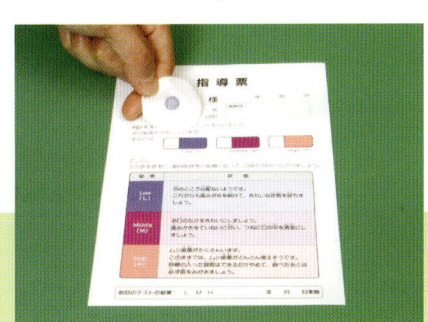

体温で15分間の反応

結果の判定

シグナルキャッチ

このRDテストの原理を応用した簡易法として、学校でも簡単にできるむし歯のリスクテスト「シグナルキャッチ」があります。（→ p.56 参照）

ストレプトコッカス・ミュータンス菌

ストレプトコッカス・ミュータンス菌はむし歯の原因細菌といわれており、この細菌はショ糖との反応によって酸を作るとともに、粘着性・不溶性のグルカンを合成します。この細菌数を測定することにより、むし歯の活動性（発病性）を予測できます。

① オーラルテスターミュータンス

ポリクローナル抗体を使ったストレプトコッカス・ミュータンス菌の新しい判定法です。約20分で唾液中の菌数レベルが判定できます。

この測定法では検査の試料として唾液と歯ブラシで回収した歯垢の両方を使うことができます。

ミュータンス菌数レベルの測定

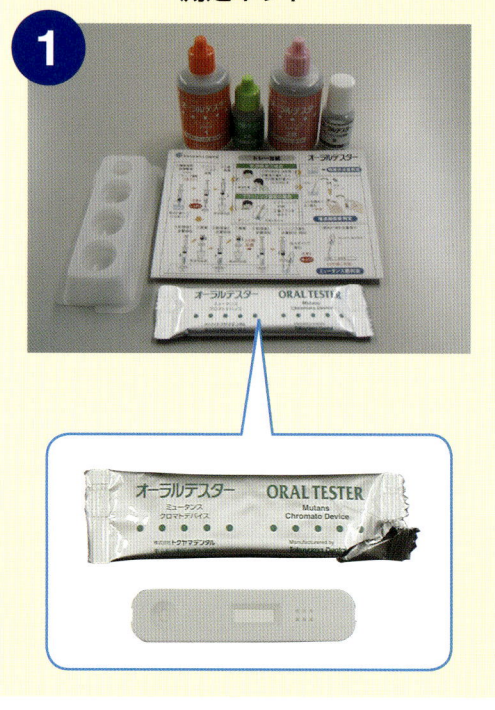

ストレプトコッカス・ミュータンス菌 測定キット

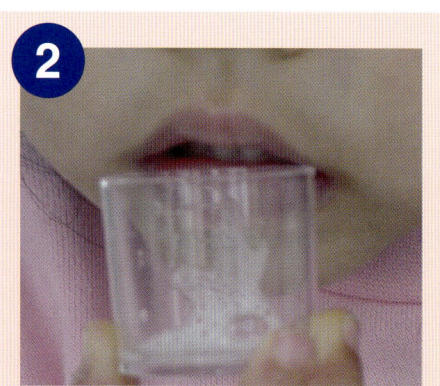

唾液の採取

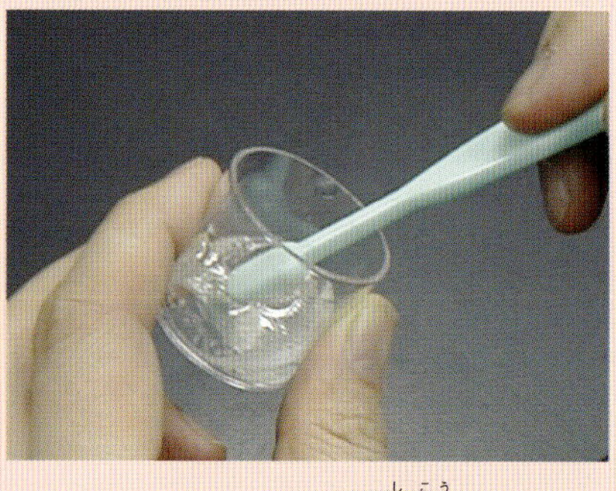

ブラッシング歯垢

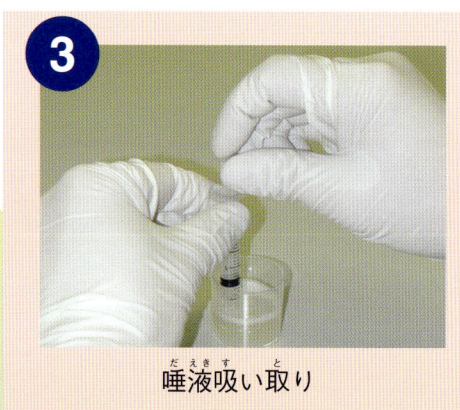

唾液吸い取り

4 あなたは「むし歯になりやすい？」「むし歯になりにくい？」どちらでしょう

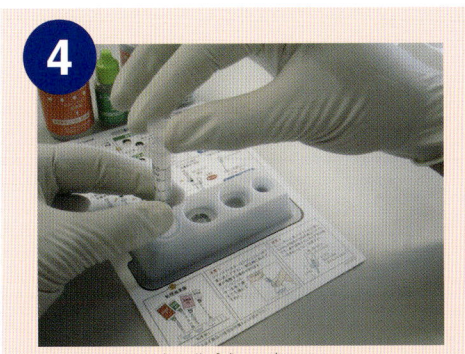
処理液を吸う

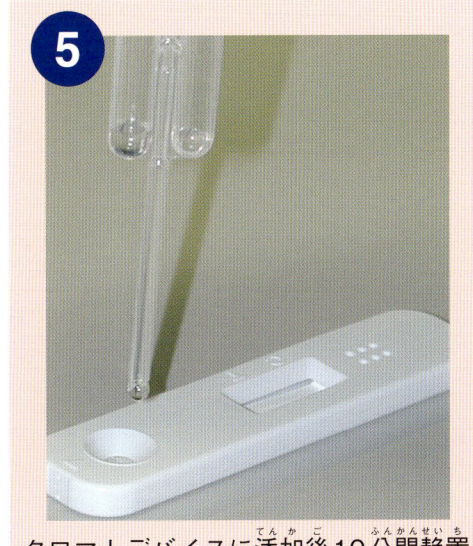
クロマトデバイスに添加後10分間静置

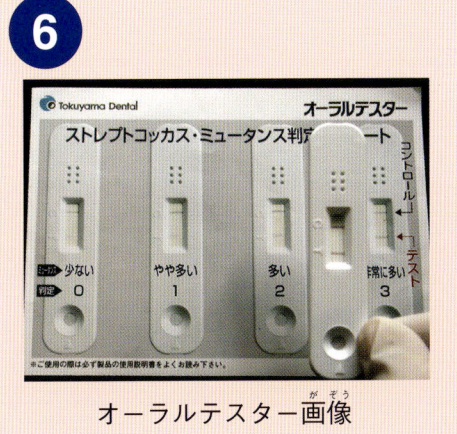
オーラルテスター画像

ストレプトコッカス・ミュータンス菌数が10^5個を越えると下の窓にも線が表れ、むし歯になる危険性を示します。

【判定表】

判定	ストレプトコッカス・ミュータンス菌数レベル（CFU／mL）
レベル3（非常に多い）	10^6以上
レベル2（多い）	$10^5 \sim 10^6$
レベル1（やや多い）	10^5程度
レベル0（少ない）	10^5未満

② デントカルトSM

舌の上にスティックをのせて回転させることで唾液をまぶして、ストレプトコッカス・ミュータンス菌を2日間培養します。スティックに付着したコロニー（1個の菌から増殖してできる細菌のかたまり）の数でむし歯のなりやすさを予測します。

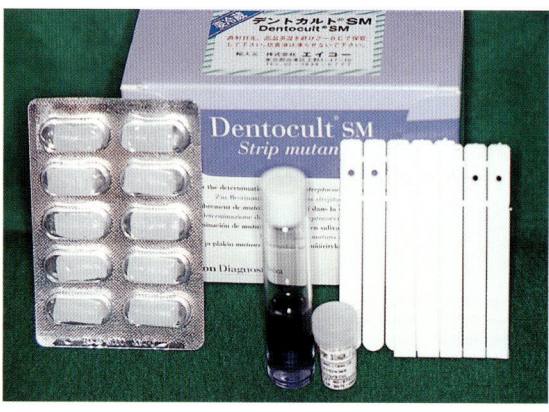

デントカルトSMのキット

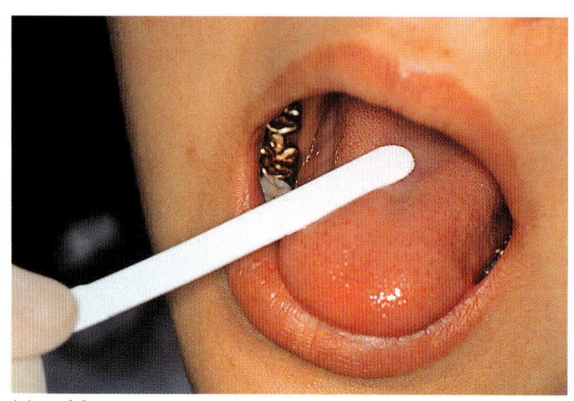

舌の上でスティックを回転させる

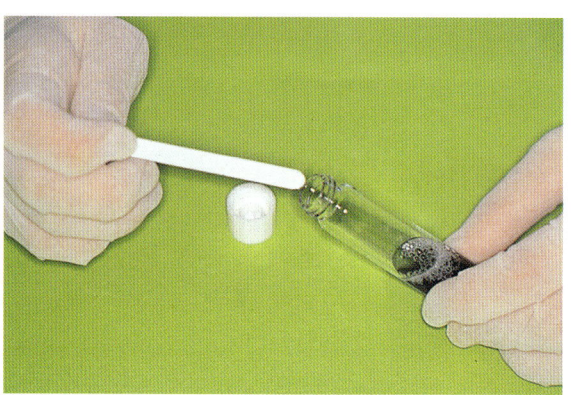

37℃2日間液体培地の中で培養

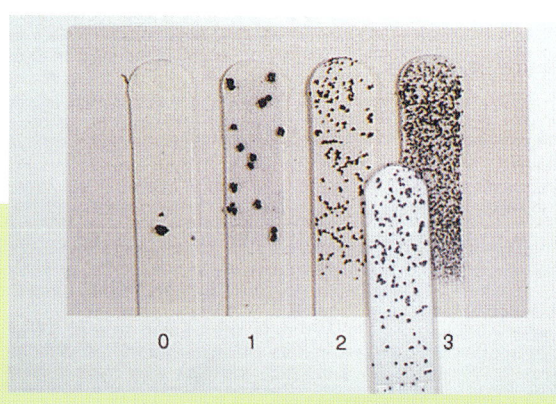

結果の判定
（2、3は要注意）

4 あなたは「むし歯になりやすい？」「むし歯になりにくい？」どちらでしょう

カンジダ菌

免疫力が低下したり、口腔内が汚れているとカンジダ菌があらわれます。カンジダ菌はカビの仲間です。

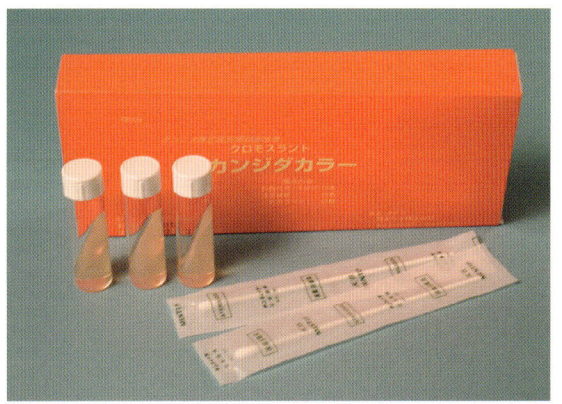

カンジダカラーのキット

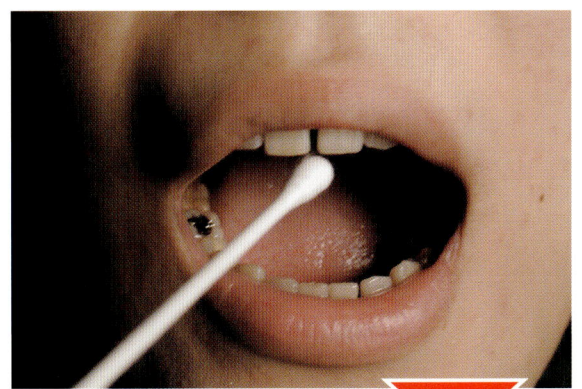

綿棒によるサンプリング。
サンプルは唾液，歯垢，粘膜付着物など

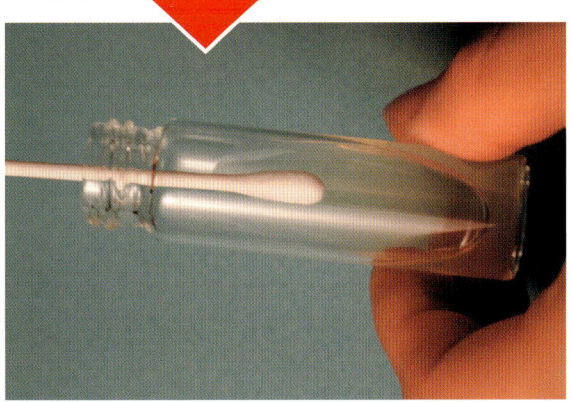

37℃2日間斜面培地で培養

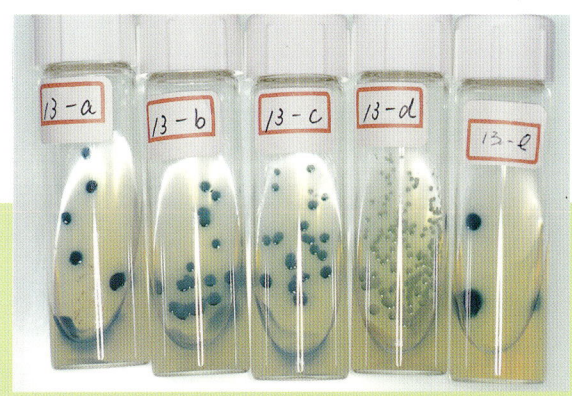

結果の判定
コロニーの色によってカンジダの種類も判別できる

唾液緩衝能

食後などに酸性に傾いた口腔内のｐＨを、むし歯になりにくい中性に戻す力が高いか低いか（緩衝能）を推定します。緩衝作用が低下するとｐＨが酸性に傾きます。

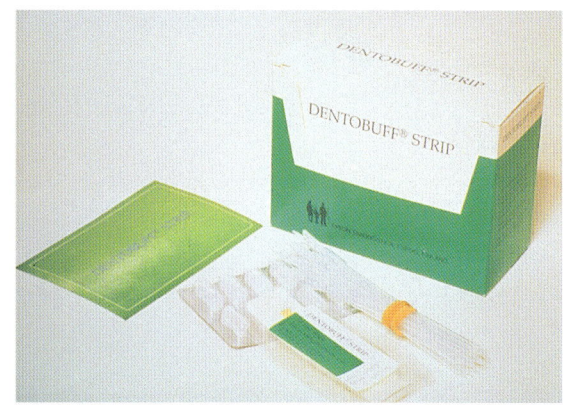

デントバッフ・ストリップのキット

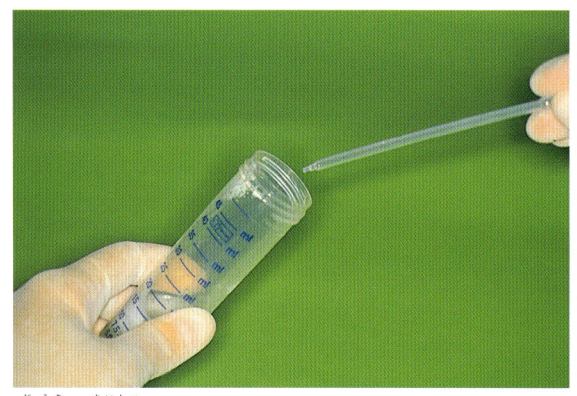

唾液の採取

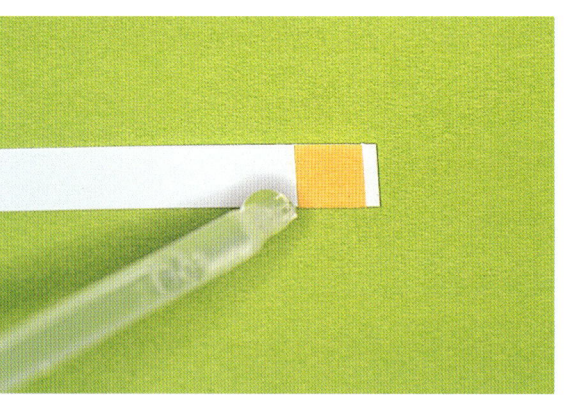

試験紙への接種

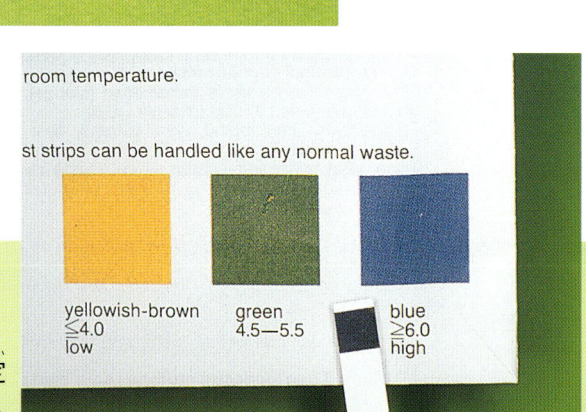

5分後判定
（黄色は要注意）

4 あなたは「むし歯になりやすい？」「むし歯になりにくい？」どちらでしょう

むし歯予防検査結果からみた「むし歯になりやすい人」「むし歯になりにくい人」

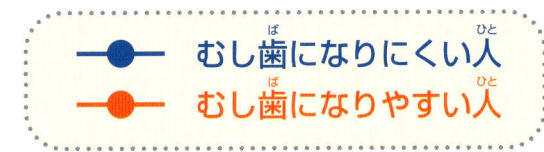

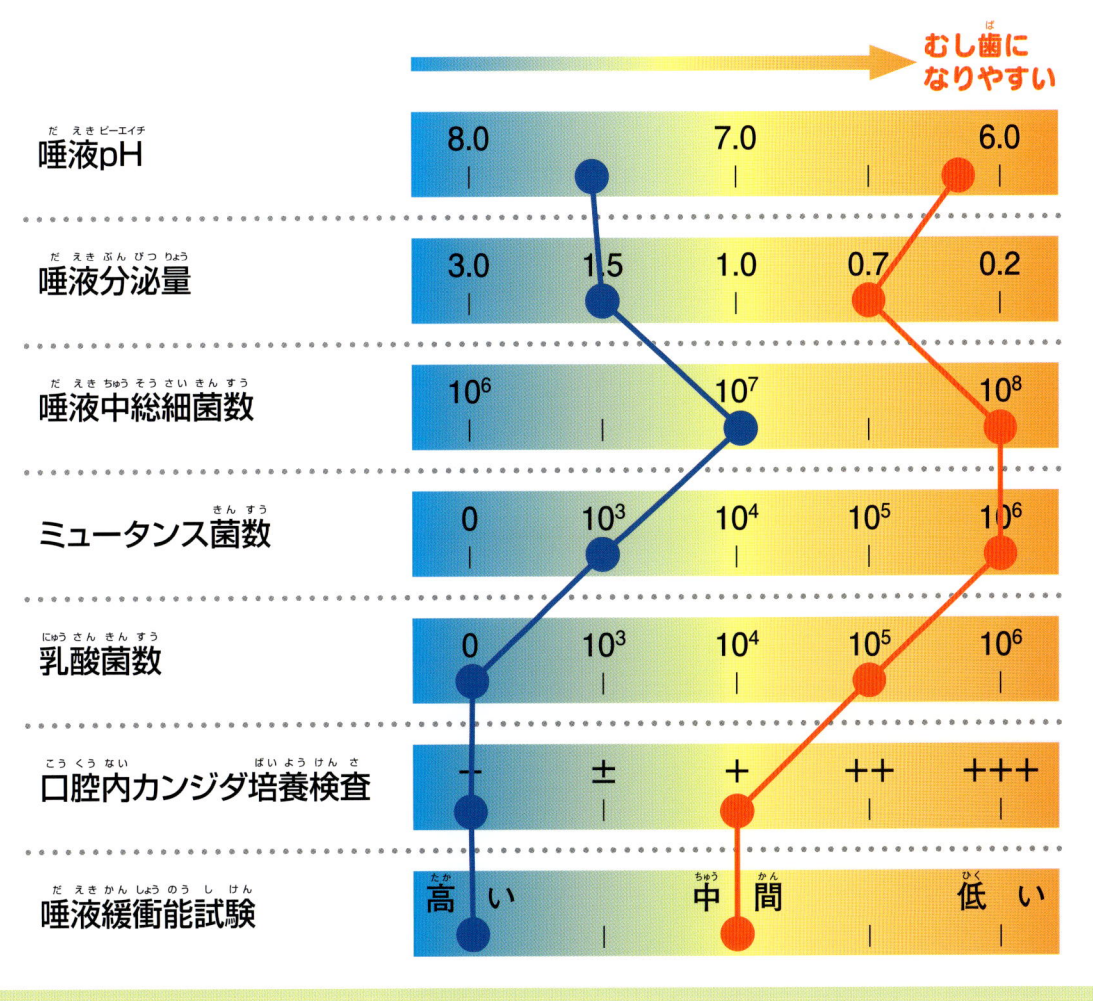

● むし歯になりにくい人
● むし歯になりやすい人

→ むし歯になりやすい

唾液pH	8.0		7.0		6.0
唾液分泌量	3.0	1.5	1.0	0.7	0.2
唾液中総細菌数	10^6		10^7		10^8
ミュータンス菌数	0	10^3	10^4	10^5	10^6
乳酸菌数	0	10^3	10^4	10^5	10^6
口腔内カンジダ培養検査	−	±	＋	＋＋	＋＋＋
唾液緩衝能試験	高い		中間		低い

東京歯科大学 千葉病院
（財）ライオン歯科衛生研究所 東京診療所

第5章 歯の発達段階に即した予防のターゲットとポイント

	予防のターゲット	予防のポイント
乳歯萌出前期 （0〜2歳）	上顎乳前歯	◆哺乳びんにショ糖を含んだ飲料やpHの低いイオン飲料などを入れない ◆親（保護者）によるフッ化物配合歯磨剤を使った仕上げ歯みがき→**8歳まで継続する**
乳歯列完成期 （2〜3歳）	乳臼歯	◆歯みがきと洗口の動機づけと導入
乳歯列後期 （3〜6歳）	第一大臼歯 （6歳臼歯）	◆歯みがき行動の習慣形成とフッ化物配合歯磨剤の使用 ◆間食の取り方を考える 　「サタデー・スウィート（甘い物は土曜日だけ）」など→**終生** ◆むし歯のリスクを判定したうえで予防手段（フッ化物、シーラントなど）をとる ◆フッ化物歯面塗布は年に4回程度、永久歯の萌出完成まで継続することが望ましい 　4歳からはフッ化物洗口ができる ◆かかりつけの歯科医を見つけ、定期検診→**永久歯列完成まで** 　ただし、やたら歯を削るのはやめる 　初期のむし歯であれば予防処置後経過観察をする
永久歯列 萌出前期 （6〜9歳）	第一大臼歯と 上顎切歯	◆ターゲット歯のブラッシング法の指導 ◆学校または家庭でのフッ化物洗口→**12歳〜15歳まで** ◆萌出直後の歯へのシーラントの応用
永久歯列 萌出中期 （9〜12歳）	上顎前歯部	◆デンタルフロスの使用 ◆ブラッシング法とブラッシング力の指導 ◆科学的な健康教育－歯垢の知識や間食などの摂食行動
永久歯列 完成期 （12〜16歳）	第二大臼歯	◆市販の洗口液の使用 ◆歯垢・歯石についての知識と歯周病に関する健康教育 ◆カリエス・リスクに基づく電子イオン歯ブラシ、電動歯ブラシなどの勧め
永久歯列 完成後期 （16〜20歳）	第三大臼歯 （智歯）	◆この時期は、日常の保健行動をむし歯や歯周病の予防のためと位置づけを強制するよりも、エチケット（マナー）の問題として理解させる→**清潔志向に訴える** ◆歯科治療についての理解と知識

[高江洲，1993を改変]

5 歯の発達段階に即した予防のターゲットとポイント

I リスクに合わせたむし歯予防

① フッ化物

1 フッ化物洗口

フッ化物洗口法は、市販の洗口剤を使って家庭や学校で、個人が主体的に行うことができるむし歯予防の代表的なものです。

※「フッ化物洗口ガイドライン」は、平成15年1月に厚生労働省が医政局長および健康局長連名の通知として各都道府県知事に出されました（＊詳細は巻末P.57参照）。

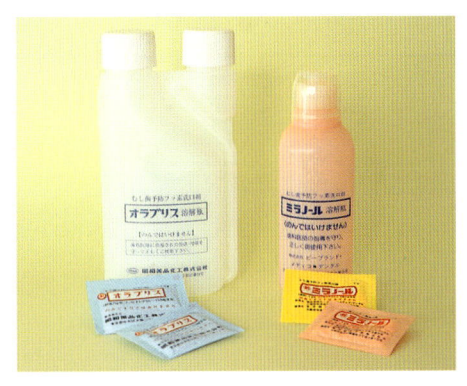

オラブリス（昭和薬品化工）と
ミラノール（ビーブランドメディコデンタル）

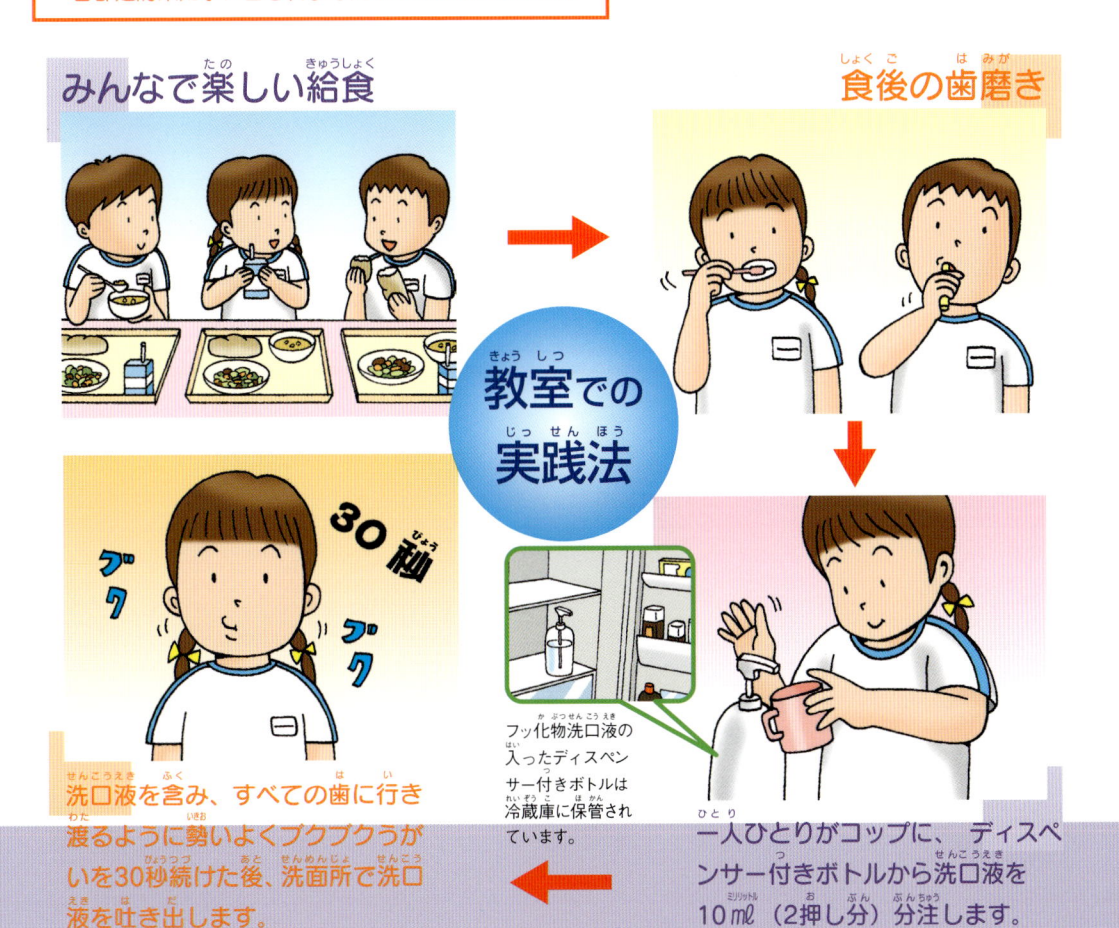

みんなで楽しい給食

食後の歯磨き

教室での実践法

フッ化物洗口液の入ったディスペンサー付きボトルは冷蔵庫に保管されています。

一人ひとりがコップに、ディスペンサー付きボトルから洗口液を10mℓ（2押し分）分注します。

洗口液を含み、すべての歯に行き渡るように勢いよくブクブクうがいを30秒続けた後、洗面所で洗口液を吐き出します。

※ 同様にして、保健室でも行えます。

2 フッ化物配合歯磨剤

歯磨剤には化粧品歯磨剤と医薬部外品歯磨剤があります。フッ化物配合歯磨剤は薬用成分として含まれるフッ化物が、むし歯の発生・進行を予防することが認められています。

図2-1 推奨される効果的なフッ化物配合歯磨剤の使用方法

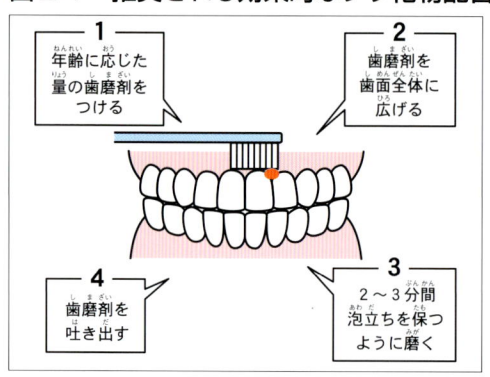

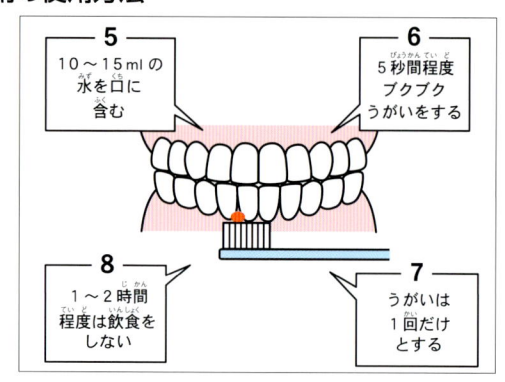

1. 年齢に応じた量の歯磨剤をつける
2. 歯磨剤を歯面全体に広げる
3. 2〜3分間泡立ちを保つように磨く
4. 歯磨剤を吐き出す
5. 10〜15mlの水を口に含む
6. 5秒間程度ブクブクうがいをする
7. うがいは1回だけとする
8. 1〜2時間程度は飲食をしない

表2-1 フッ化物配合歯磨剤の年齢別応用量

年齢	使用量	歯磨剤のF濃度	洗口その他の注意事項
6か月（歯の萌出）〜2歳	切った爪程度の少量	500ppm（泡状歯磨剤であれば1,000ppm）	仕上げみがき時に保護者が行う
3歳〜5歳	5mm以下	500ppm（泡状またはMFP歯磨剤であれば1,000ppm）	就寝前が効果的 歯みがき後5〜10mlの水で1回のみ洗口
6歳〜14歳	1cm程度	1,000ppm	就寝前が効果的 歯みがき後10〜15mlの水で1回のみ洗口
15歳以上	2cm程度	1,000ppm	就寝前が効果的 歯みがき後10〜15mlの水で1回のみ洗口

スーパーマーケットや歯科医院で販売されているフッ化物配合歯磨剤

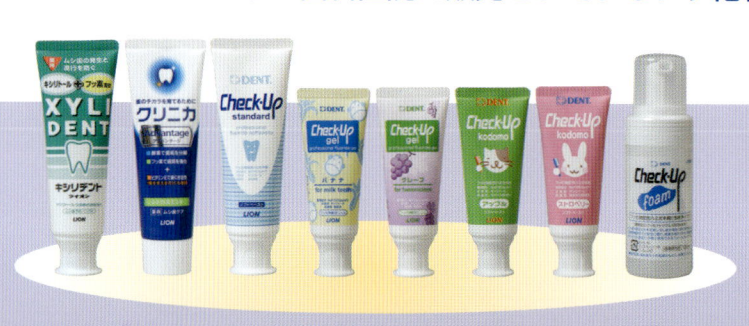

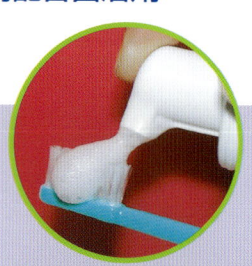

泡状の歯磨剤もあります。

5 歯の発達段階に即した予防のターゲットとポイント

3 フッ化物塗布

むし歯のリスクの高い人（ハイリスク）の場合は、学校でのフッ化物洗口や家庭でのフッ化物配合歯磨剤を使っての歯みがきに加えて、歯科医院での専門家による定期的なフッ化物塗布が推奨されます。

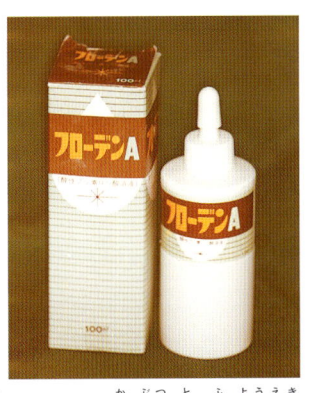

市販のフッ化物塗布溶液

2 シーラント（むし歯予防填塞法）の応用

シーラントはむし歯予防填塞法ともいわれ、むし歯になりやすい咬み合わせの溝を、むし歯になる前に合成樹脂で埋めてしまう方法です。

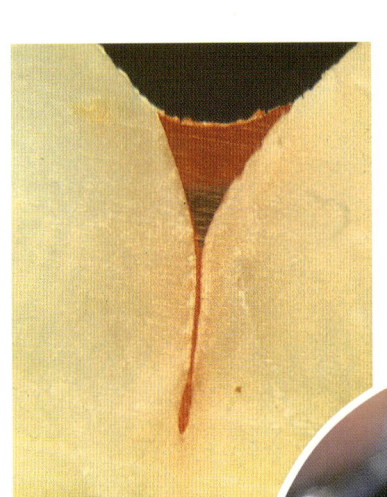

シーラントを咬合面に応用した状態。
（シーラントをつめた咬合面を矢状断した写真。）

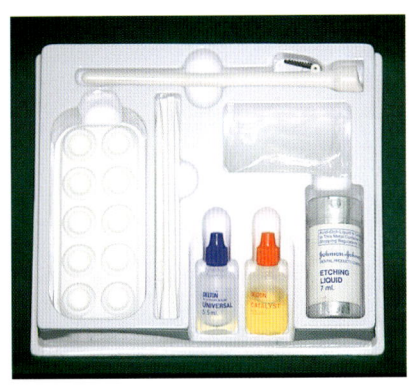

シーラントのキット

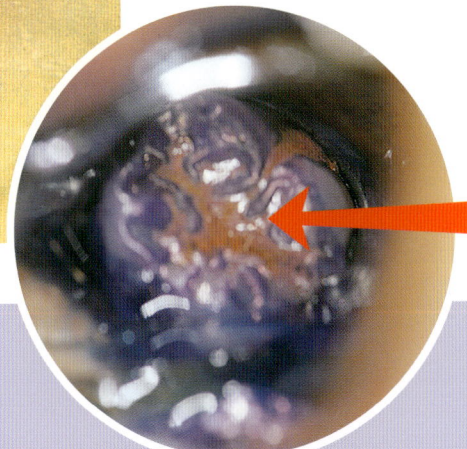

歯垢染め出し液を塗って見たシーラント

③ 歯垢pHと間食の頻度

　間食としてショ糖などを含む飲食物を摂ると、歯垢pHが臨界レベル（pH5.5）以下になる時間の合計が長くなり、それだけ長時間の間、歯質の脱灰が起こっていることになります。図は、甘い飲食物をだらだらと摂った人（上）と、時間を決めてきちんと摂った人（下）の1日の歯垢中のpHの変動を調べた実験結果です。

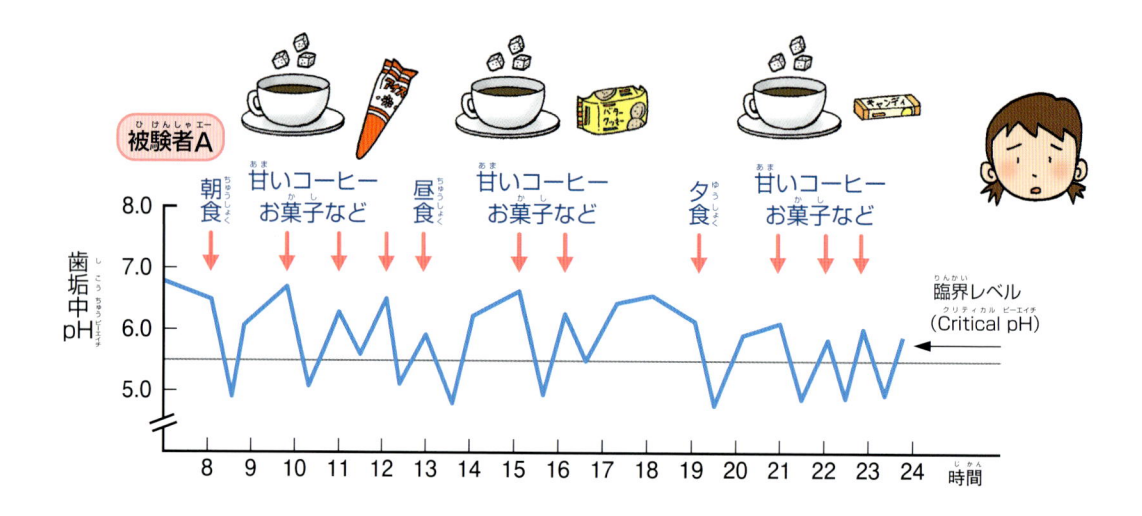

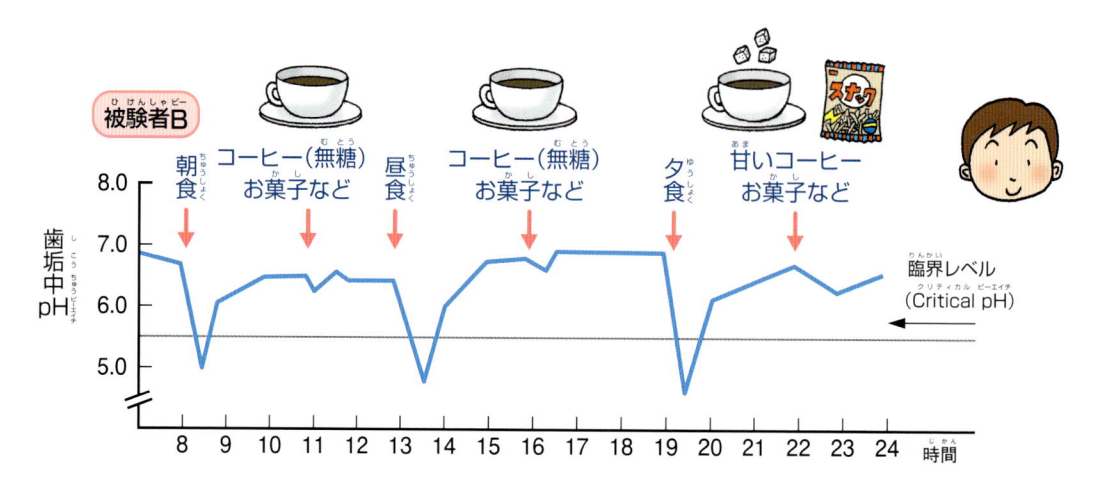

被験者A

朝食／甘いコーヒー お菓子など／昼食／甘いコーヒー お菓子など／夕食／甘いコーヒー お菓子など

臨界レベル (Critical pH)

被験者B

朝食／コーヒー（無糖） お菓子など／昼食／コーヒー（無糖） お菓子など／夕食／甘いコーヒー お菓子など

臨界レベル (Critical pH)

［松久保・眞木，口腔衛生学，2002］

5 歯の発達段階に即した予防のターゲットとポイント

④ 砂糖の代用甘味料

糖質の違いによる変動曲線の違い

糖溶液でうがいした場合の歯垢中のpHの最低値（酸産生能）は、糖の種類によって違いがあります（下図参照）。

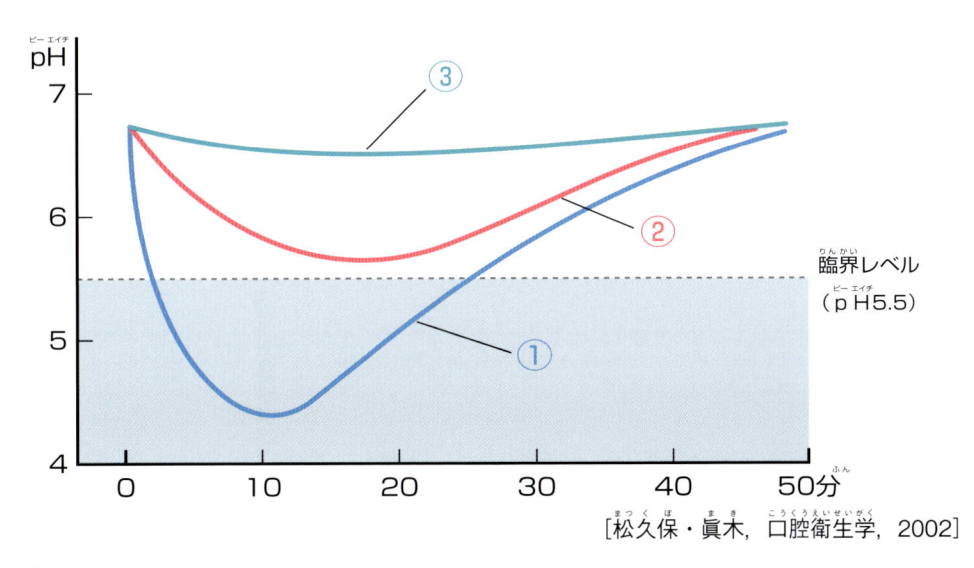

[松久保・眞木，口腔衛生学，2002]

① **最低になるもの**（強いもの）── 歯のエナメル質の溶け出す臨界レベル以下になるもの

　ショ糖、ブドウ糖、果糖

② **これに次ぐもの**（中等のもの）── 臨界レベル前後のもの

　煮たデンプン、乳糖

③ **ほとんど下がらないもの**（弱いもの）

　生のデンプン、ソルビトール、マルチトール、キシリトール、パラチノース、エリスリトール

> これらの中で、キシリトールは甘味度もショ糖と同じで、清涼感のある甘味なので、むし歯予防のために砂糖（ショ糖）の代用甘味料としてガムなどに配合されています。

Check 臨界レベル（critical pH）

歯のエナメル質の溶け出す酸性度（pH5.5）を臨界レベルまたは臨界pHと呼びます。この臨界レベルより低い酸性度になると、むし歯ができはじめるのです。

Ⅱ 歯みがきによる歯垢のコントロール

　口腔内を衛生的な環境に保ち、大切な歯をむし歯の原因菌から守るためにも口腔清掃（歯みがき、ブラッシング）は欠かせないものです。口腔清掃の正しい方法を身につけるためのポイントを紹介します。

① 上手な歯みがき（ブラッシング）法の実際

〜〜歯みがきのポイントをしっかり身につけましょう〜〜

上手な歯みがき法の実際

POINT ① 歯ブラシの持ち方（ブラッシング法によってパームグリップとペングリップを使い分ける）

POINT ② 毛先を歯面にきちんと当てて適切な力で、数ミリずつ小刻みに動かしてみがく。

スクラッピング法
【くちびる・ほほ側】【舌側】
歯の面にブラシを直角に当てて、毛先を細かく動かします。歯2本分を10〜20回みがきます。

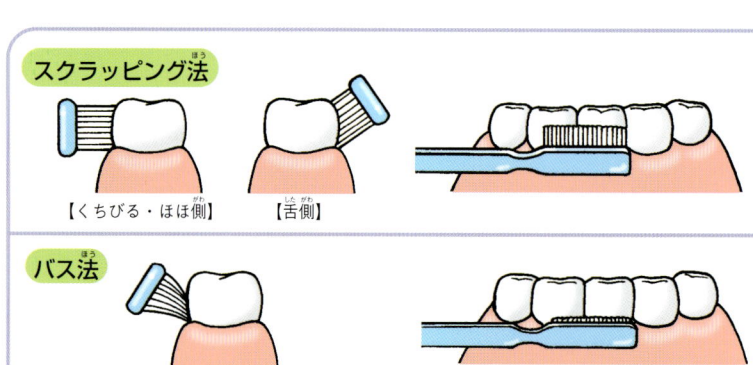

バス法
歯と歯肉の間の溝にブラシを挿入するつもりで、毛先を歯面に対して斜め45°に当てます。ブラシを軽く押し当てて振動させます。歯ブラシはやわらかいものを使いましょう。

臼歯の奥
みがきにくいところ

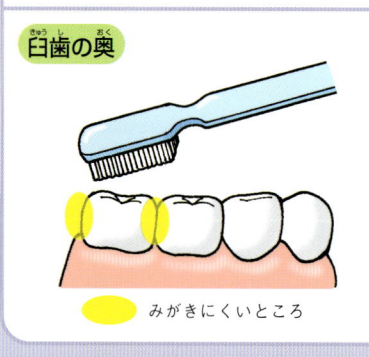

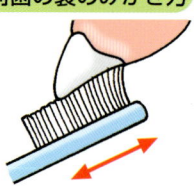

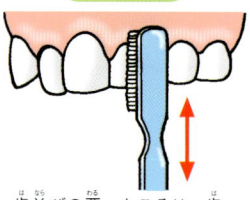

前歯の裏のみがき方
前歯の裏側はタテみがきです。口を軽く閉じて、上の前歯は下に向かって掻き出すようにみがきます。

タテみがき
歯並びの悪いところは、歯ブラシをタテにして1本ずつみがきます。

[(財)ライオン歯科衛生研究所]

5 歯の発達段階に即した予防のターゲットとポイント

❓ "適切な力でみがく" ってどういうことでしょう？

強い力でみがくと歯垢がよく除去できると思っている人がいますが、これはまったく逆効果です。強い力で縦、横にみがくと毛先が倒れてしまい歯面に毛先がよく当たらず、歯垢がうまく除去できません。それどころか歯肉や歯茎部を傷つける原因にもなります。

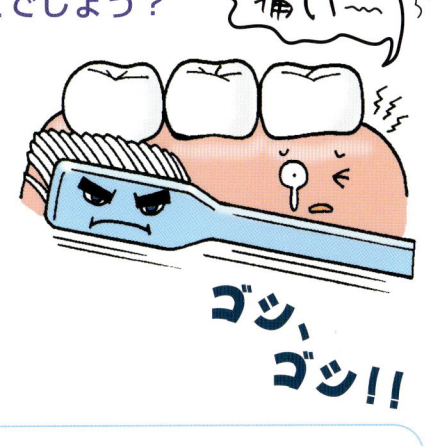

痛い〜

ゴシ、ゴシ!!

自分の歯みがき力を調べてみましょう

「強い力とは400g」「適切な力とは200g」

いつも自分が歯みがきをしているときと同じ力で台の上をこすりながら、歯みがき力（何グラムの目盛りを指しているか）を見ます。

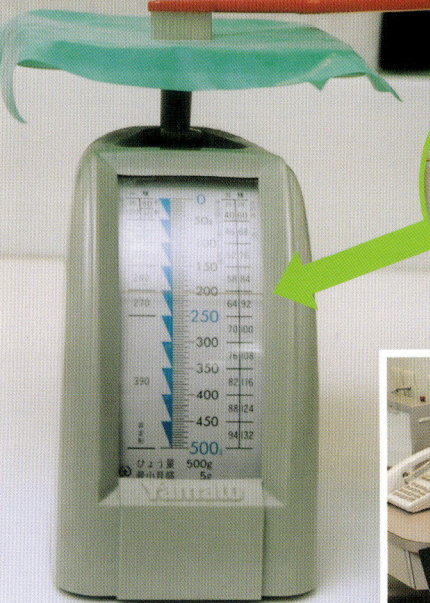

歯みがき力測定器

今はコンピュータを使って、あなたの歯みがき力を測定し、診断することができます。

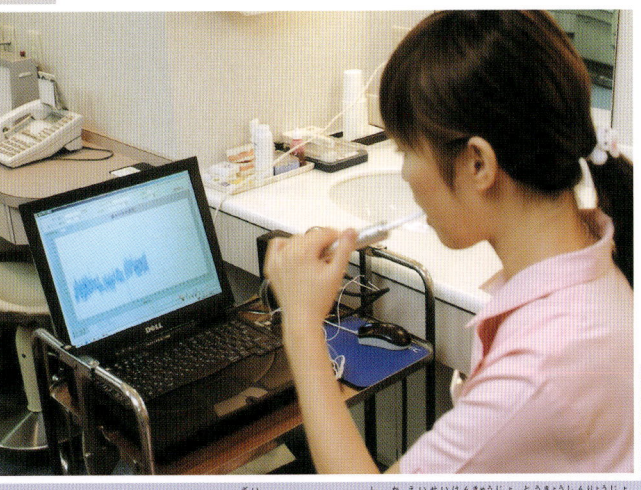

[（財）ライオン歯科衛生研究所 東京診療所]

歯みがき力測定結果レポート

測定日 ： 2003年7月11日
場所　 ： (財)ライオン歯科衛生研究所 東京診療所
地区　 ： 東京・目黒

受付番号は［0001］です。

お名前は［○○］さんです。

みがき方は（スクラブ法）です。

みがいた場所は（ 1 ）です。

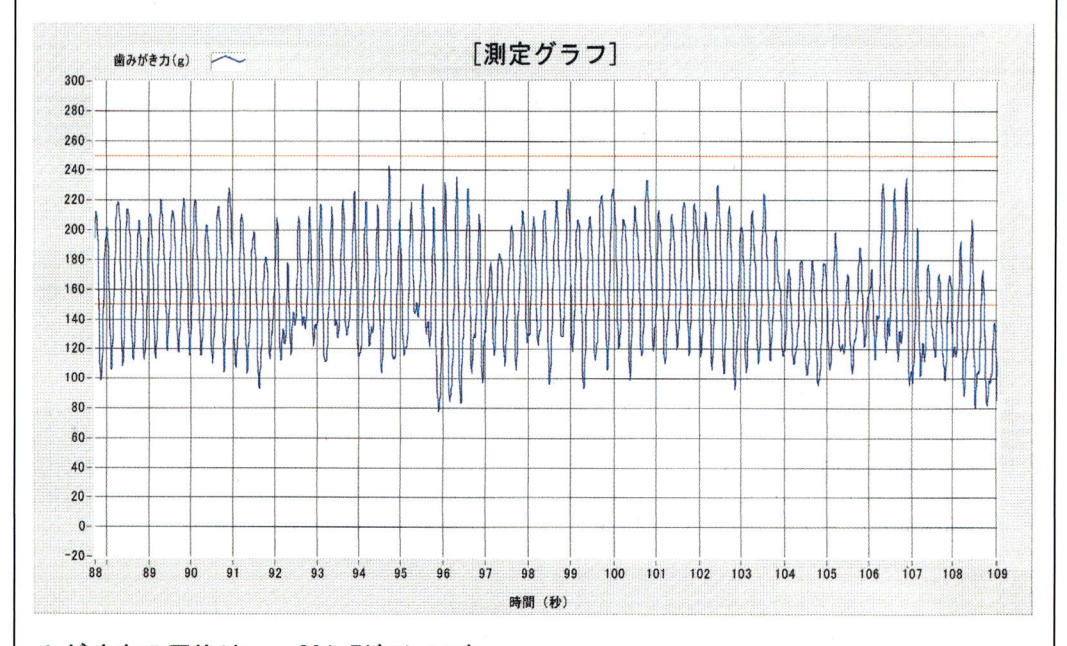

［測定グラフ］

歯みがき力(g)／時間（秒）

みがく力の平均は　　　201.5グラム　です。

いちばん強い力は　　　298.9グラム　です。

いちばん弱い力は　　　 25.2グラム　です。

みがいた回数は 10秒で　34.8回　です。

［コメント］

あなたはちょうどよい力でみがいています。

ちょうどよい力は 200.0グラム　です。

これはコンピュータが歯みがき力を測定したものです。

5 歯の発達段階に即した予防のターゲットとポイント

歯みがき力が強い、軽いで歯垢の除去の違いを調べてみました

実験方法
120名の実験対象者が「強い力（400g）」と「軽い力（200g）」で、1か所20回ずつブラッシングし、歯垢を観察しました。

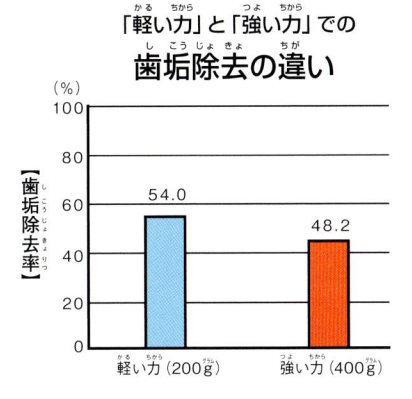

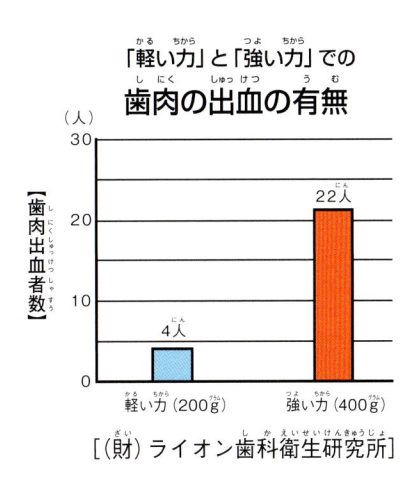

実験の結果

「軽い力」と「強い力」での歯垢除去の違い
[歯垢除去率]
- 軽い力（200g）: 54.0%
- 強い力（400g）: 48.2%

「軽い力」と「強い力」での歯肉の出血の有無
[歯肉出血者数]
- 軽い力（200g）: 4人
- 強い力（400g）: 22人

[(財)ライオン歯科衛生研究所]

2 歯垢の付きやすい部分はみがき残しが多いところです

いくら上手に歯みがきをしても、歯垢の付きやすいところはみがき残しがあります。このような部位は42頁で示した歯みがき法の他に、デンタルフロスを上手に使ってみましょう。

◎歯垢が付きやすいところとみがきにくいところ

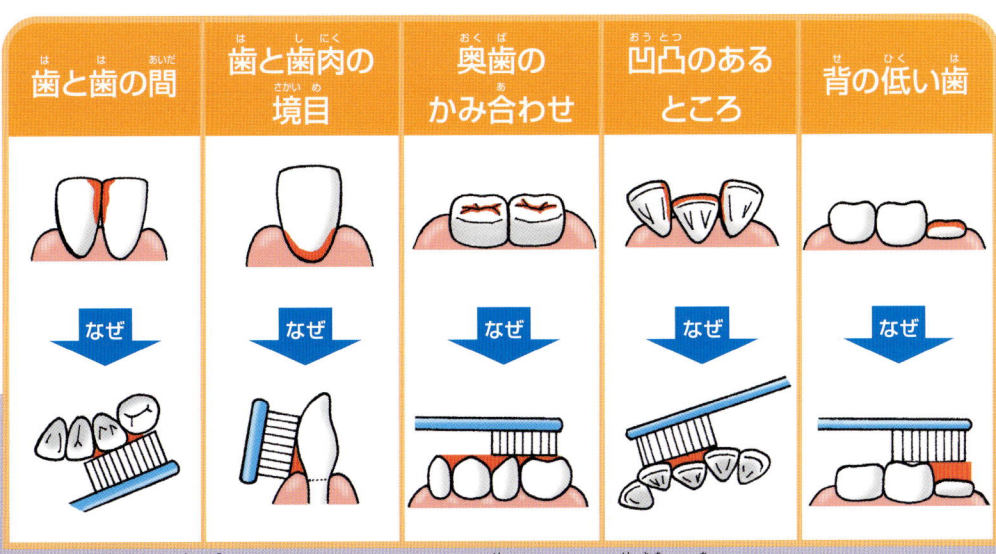

歯と歯の間	歯と歯肉の境目	奥歯のかみ合わせ	凹凸のあるところ	背の低い歯

（赤い部分は歯垢が付きやすいうえに、歯ブラシの毛先が当たりにくいところです。）

デンタルフロスの使い方

デンタルフロス

歯ブラシだけでは、みがきにくい歯間部を清掃します。少し値段は高くなりますが、ホルダー付きデンタルフロスもあります。

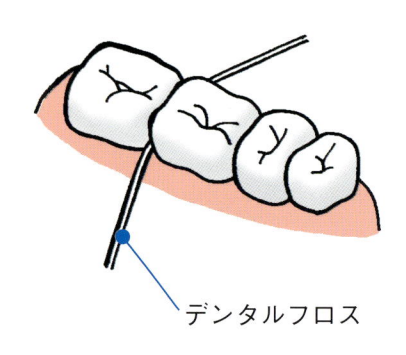

デンタルフロス

使いやすいホルダー付きデンタルフロス

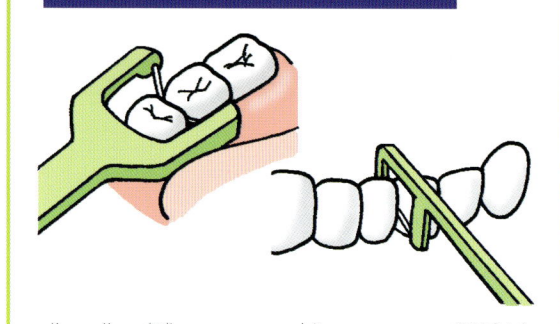

歯と歯の間にフロスを通し、3～4回往復させて、歯垢を取る。

【デンタルフロスの使い方】

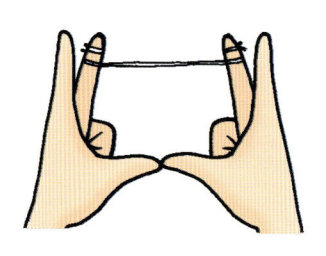

1 左右の中指に糸を巻きつけ、人差し指と親指で糸を持ちます。

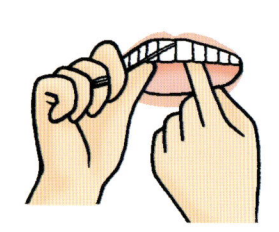

2 フロスを歯面に沿わせながら、ゆっくりと歯と歯の間に入れ、上下に動かします。

5 歯の発達段階に即した予防のターゲットとポイント

③ 歯磨剤の効果

　歯磨剤にはフッ化物や抗菌剤などを配合した薬用効果を持ったものが市販されています。歯磨剤は口腔内の健康を保つために作られていますが、基本は「効果的に歯垢を除去する」ことにあります。

　歯磨剤には歯垢をきれいに除去する効果が本当にあるのでしょうか。使用の有無による歯垢除去の違いを実験したデータを見てみましょう。

歯磨剤使用の有無による歯垢除去効果の違い

実験方法
「歯磨剤使用群」「歯磨剤不使用群」に分けて、10回、20回、30回のブラッシング回数での歯垢除去率を調べました。

結果
回数に関係なく「歯磨剤使用群」の方が歯垢除去率の高いことが分かりました。さらに、歯磨剤を使用したグループはブラッシング回数が少なくても、歯垢除去率が高かったのです。

［(財)ライオン歯科衛生研究所］

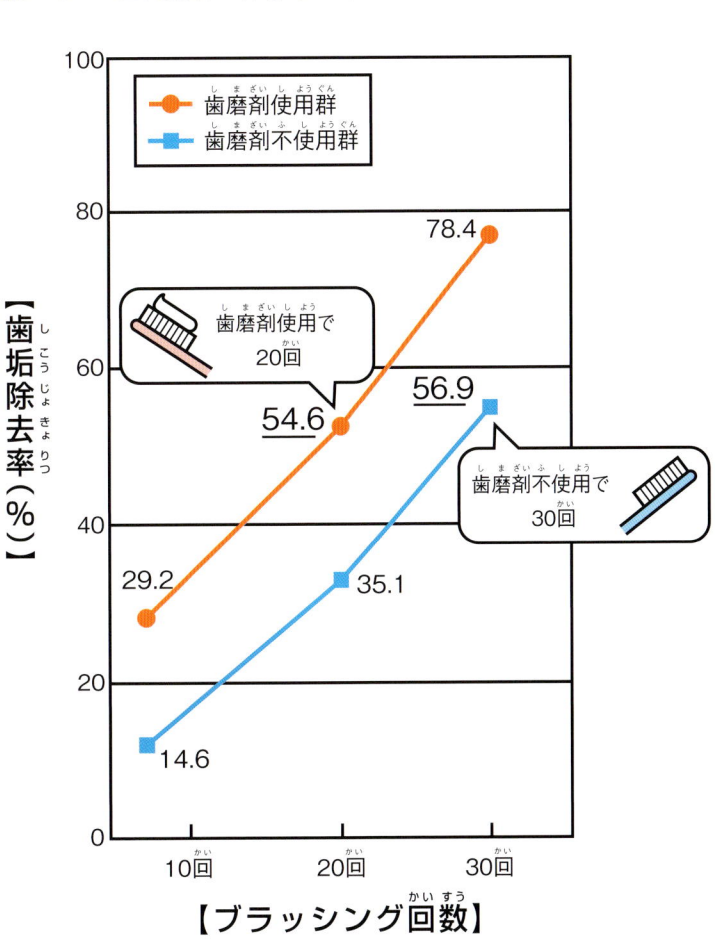

グラフ：
- 歯磨剤使用群：10回で29.2%、20回で54.6%、30回で78.4%
- 歯磨剤不使用群：10回で14.6%、20回で35.1%、30回で56.9%
- 歯磨剤使用で20回
- 歯磨剤不使用で30回

縦軸：歯垢除去率（％）
横軸：ブラッシング回数

④ 歯ブラシにも寿命があることを知っていますか

歯ブラシの寿命は４か月？

　強い力で歯をみがいたりすると、毛先が早く開いたり倒れたりします。このような歯ブラシでは上手にみがいたつもりでも歯垢はよく除去できません。
　ある調査から、年間の１人平均の歯ブラシ使用本数は全国平均約３本であることが分かりました。つまり、１本の歯ブラシを４か月くらい使用していることになります。

〜〜　歯ブラシの傷み具合による歯垢除去の違い　〜〜

　「新しい歯ブラシ」「毛先が開いた歯ブラシ」での歯垢除去率の違いを実験したデータを紹介します。

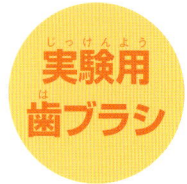

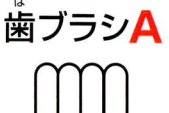

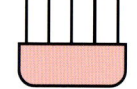

実験用歯ブラシ

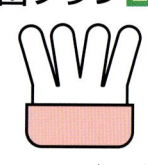

歯ブラシA — 新しい歯ブラシ

歯ブラシB — そろそろ取り替え時期の毛先が少し開いた歯ブラシ

歯ブラシC — 取り替え時期をすぎた毛先の開いた歯ブラシ

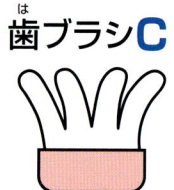

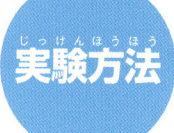

実験方法　歯みがき前後の歯垢付着状態の変化を観察して、歯ブラシA・B・Cそれぞれの歯垢除去効果を調べる。

5 歯の発達段階に即した予防のターゲットとポイント

歯ブラシの傷み具合による歯垢除去の違い

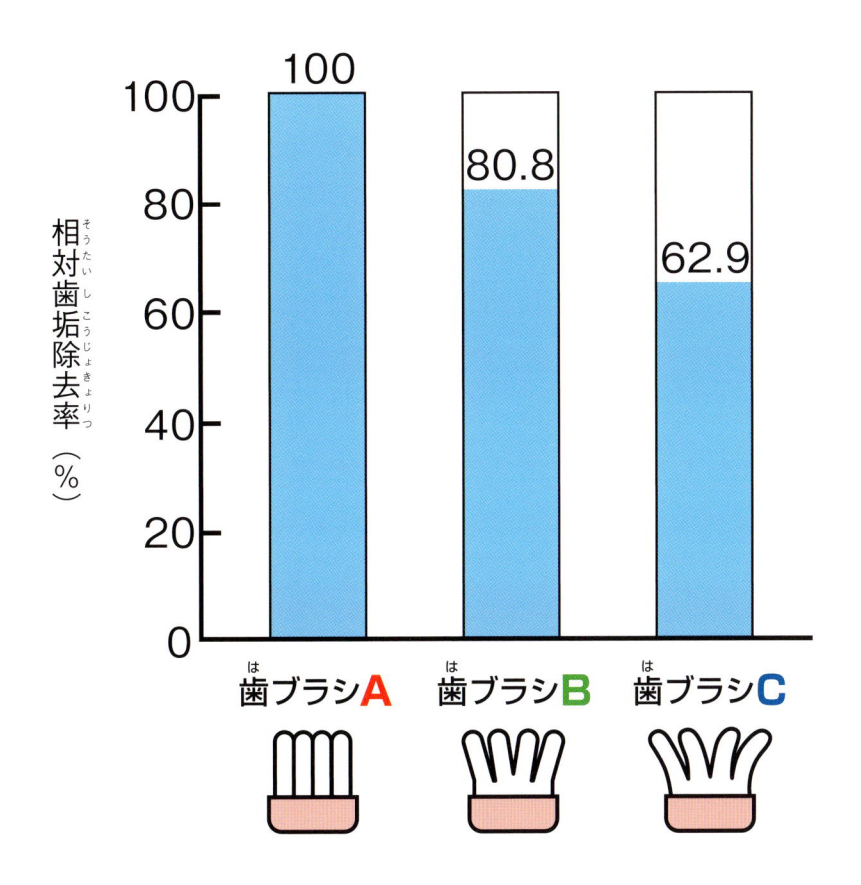

相対歯垢除去率（％）

- 歯ブラシA：100
- 歯ブラシB：80.8
- 歯ブラシC：62.9

　新しい歯ブラシ（歯ブラシA）での歯垢除去率を100とすると、毛先が少し開いた歯ブラシ（歯ブラシB）は汚れ落ちが約20％悪くなり、毛先の開いた歯ブラシ（歯ブラシC）はさらに20％悪くなります。

　同じように正しい方法でブラッシングしていても、新しい歯ブラシと毛先の開いた歯ブラシでは、歯垢の除去率が違うことが分かりました。

[（財）ライオン歯科衛生研究所]

第6章　からだに悪影響を及ぼすむし歯

― どうしてからだに悪いのでしょうか？―

Ⅰ　咀しゃく機能の低下

むし歯により何本もの歯が崩壊したり早期喪失すると、食べ物がよく噛めないなどの咀しゃく障害が起こります。

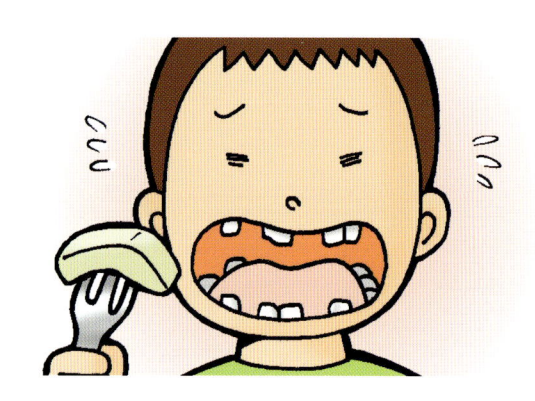

Ⅱ　局所的悪影響

乳歯のむし歯は、むし歯に罹った歯だけの影響にとどまらず、後継歯（後から生えてくる歯）の萌出、歯列、咬合などに影響を及ぼします。

① 永久歯への障害

歯根端病巣があると、後継永久歯の形成障害および萌出位置や萌出時期の異常が生じます。

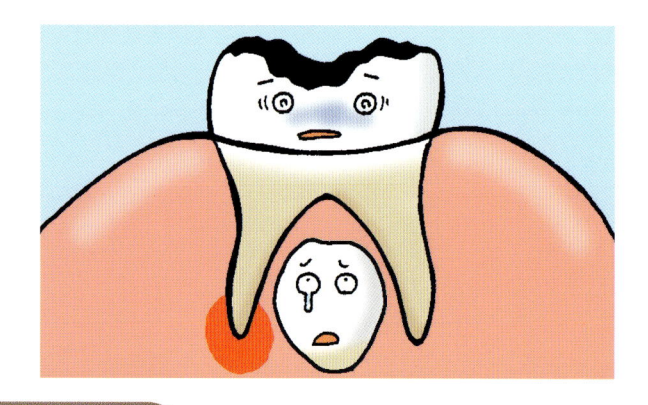

② 不正咬合（異常咬合）の誘発

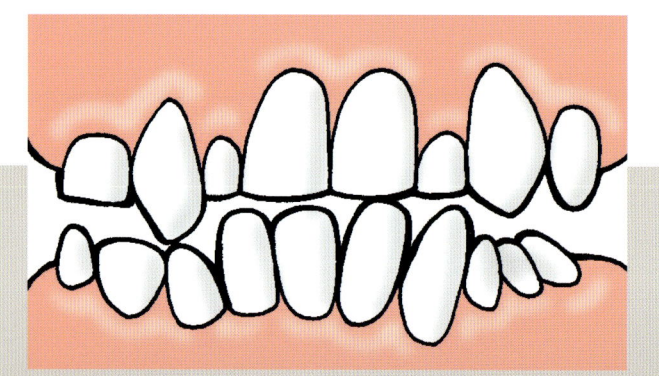

乳歯の歯冠崩壊や早期喪失によって、後継永久歯の萌出スペースが狭くなり、歯列の異常が生じ不正咬合を招きます。

③ 永久歯むし歯の誘発

乳歯列期にむし歯が多発し、口腔環境が改善できないと、永久歯、とくに第一大臼歯（6歳臼歯）のむし歯を誘発します。

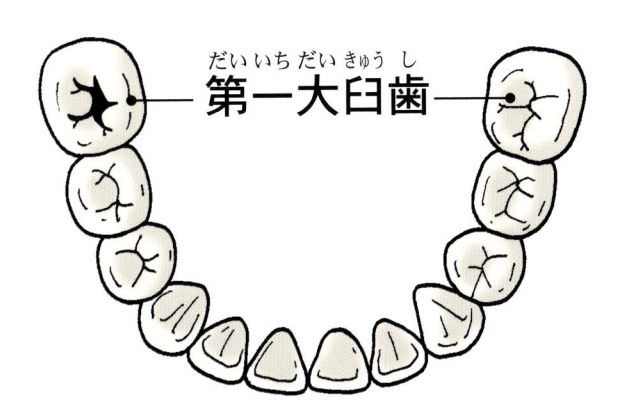

第一大臼歯

④ 乳歯が多数喪失すると、歯列不正を生じ発音障害を招く

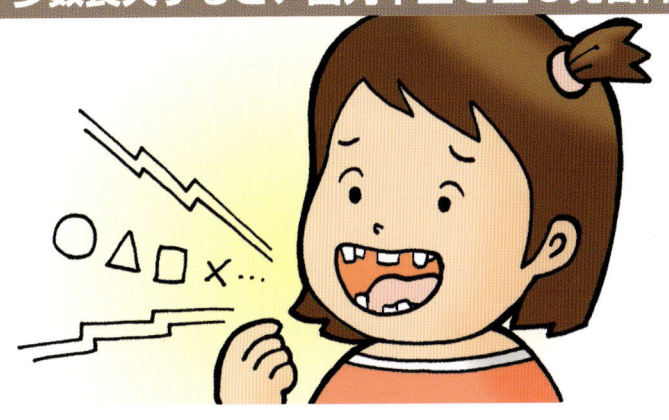

Ⅲ 口腔悪習慣の誘発

歯痛や歯の崩壊などで口腔内が気になると、小児は口の中に指を入れたり、気になる歯のところで舌を動かすなどの、悪習慣を誘発します。

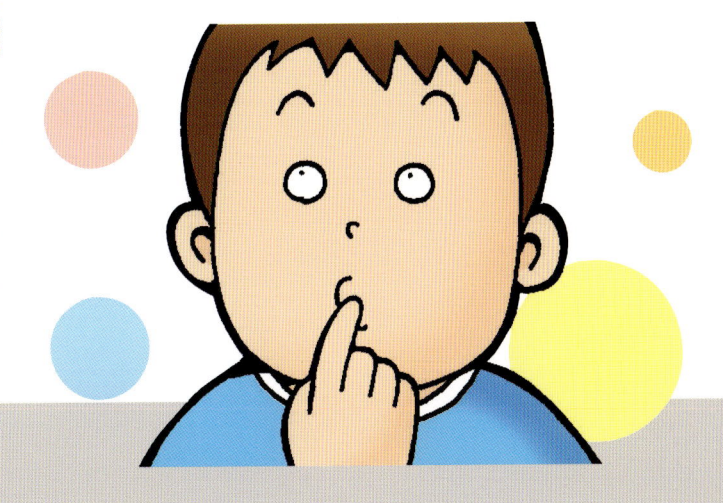

Ⅳ 全身的悪影響

① 歯性病巣感染の原因

　口腔内にむし歯など細菌感染による炎症があると、免疫力が低下し、全身の病気につながります。
　心疾患、腎疾患などの全身疾患のある場合は影響がさらに大きくなります。

② 偏食・食欲不振の助長

　歯の痛みや満足のいく咀しゃくができないことによるストレスから、食習慣に変化を生じ、偏食や食欲不振などの症状をきたすことがあります。

③ 心理的影響

　前歯の崩壊や喪失をからかわれたり、食事が遅いのを注意されて、心に傷を受けたりいじめの原因になることがあります。

6 からだに悪影響を及ぼすむし歯

V むし歯の進行状態と自覚症状

～～　むし歯のはじまり　～～

むし歯のはじまりは、歯の表面の"つや"がなくなり、白くなったり（白斑状態）、薄い茶褐色になります。この状態の時には、フッ化物を塗布するなどの適切な予防処置で、再石灰化を促すことができます。

むし歯の進行状態と自覚症状

エナメル質のむし歯

歯の最も硬い組織のエナメル質だけのむし歯は、傷みやしみる感じはありません。

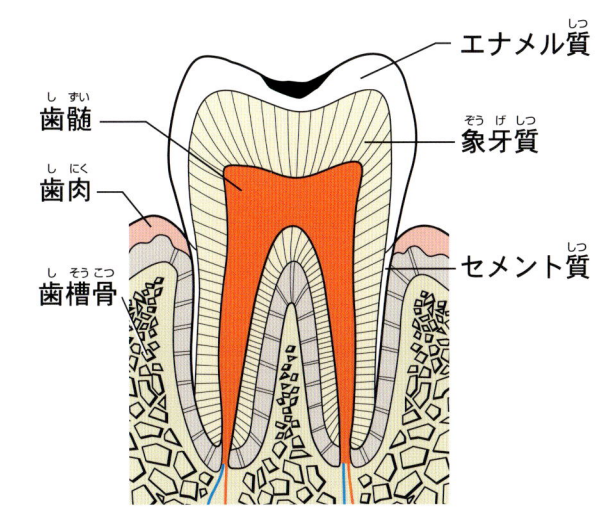

エナメル質
歯髄
象牙質
歯肉
セメント質
歯槽骨

象牙質まで進んだむし歯

象牙質までむし歯が進むと穴があき、茶褐色や黒っぽい色になります。冷たい飲食物で痛みを感じます。

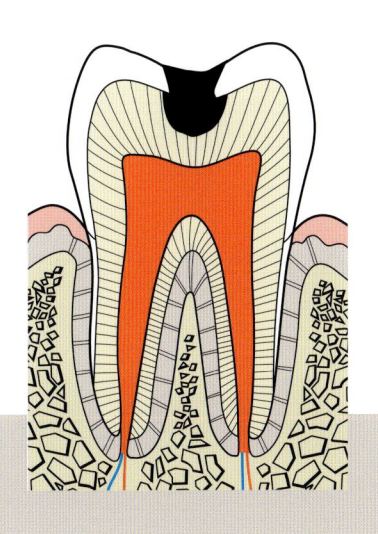

歯髄まで達したむし歯

表面の穴は必ずしも大きくなく、奥で広がっていることがあります。ズキズキした痛みがあります。

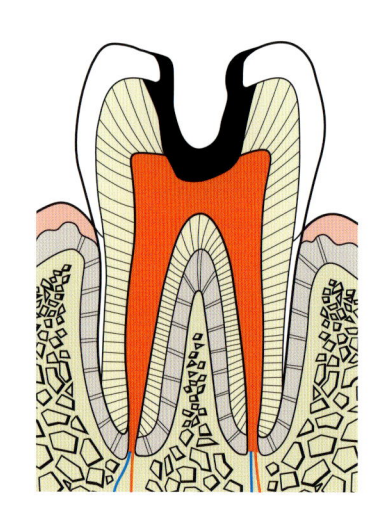

▼
▼
▼
▼

歯根だけ残ったむし歯

この状態になると痛みがなく、神経は完全に死んでしまいます。歯根から細菌が血流に入り込む原因となり、全身の健康を害する病巣となります。この状態になると通常は歯を抜きます。

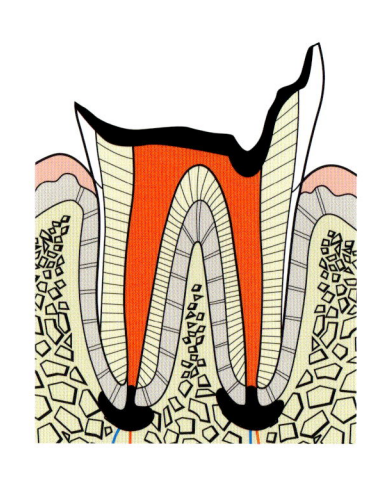

Ⅵ 歯周病が全身の病気をひき起こす理由

　既に述べたように口腔内常在菌は300～400種類が存在するといわれています（腸管内の常在菌よりも多いとされています）。これらの細菌の組合せにより、人によってそれぞれ固有の細菌叢（細菌がたくさん集まった塊）が形成されます。
　口腔内細菌は歯や歯周以外の舌、頬の粘膜、咽頭などにも付着しその場所で棲息します。ある種の口腔内細菌は「外毒素」と「内毒素（エンドトキシン）」という毒素を出します。私たちの体が何らかの理由で免疫力が低下したり、もともと全身性の病気を持ち免疫力が低下している時に、これらの毒素を持った細菌が血液の中に入り込み、全身に運ばれて健康に悪影響を及ぼします。

6 からだに悪影響を及ぼすむし歯

外毒素の有害性

細菌が自分の細胞の外に放出するものを外毒素といいます。外毒素はタンパク質で構成されているため多くは熱で破壊されます（ブドウ球菌が出す外毒素は高熱で煮沸しても破壊しません）。

外毒素を出す細菌によっても体に現れる症状が異なります。一般的には、けいれんをおこす、白血球が破壊される、下痢をおこすなどが知られています。

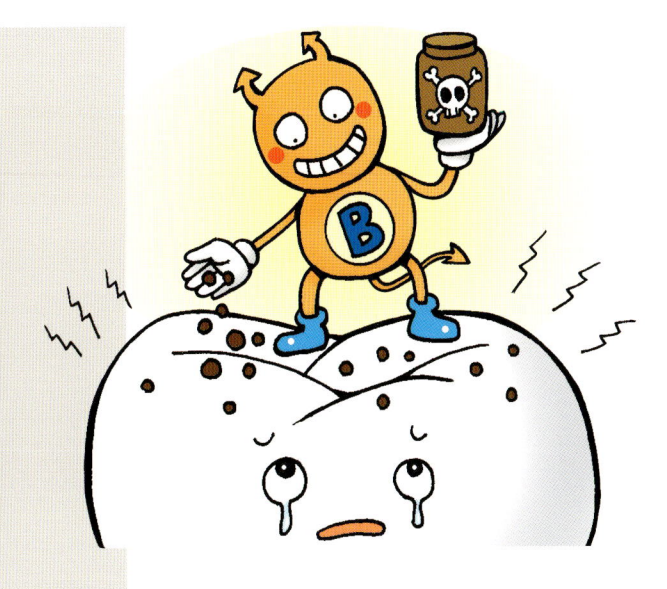

内毒素の有害性

歯周ポケットに棲息する細菌は外膜という内毒素を身につけています。この内毒素はエンドトキシンという細菌自身が持つ毒性の強いものです。どの細菌の出す内毒素も同じような有害性を持っています。

内毒素によってひき起こされる代表的な体への悪影響は、発熱、骨を溶かす、血糖値を上げる、炎症をおこす、免疫反応を攪乱させることが知られています。歯周病原菌の内毒素も発熱の原因になります。

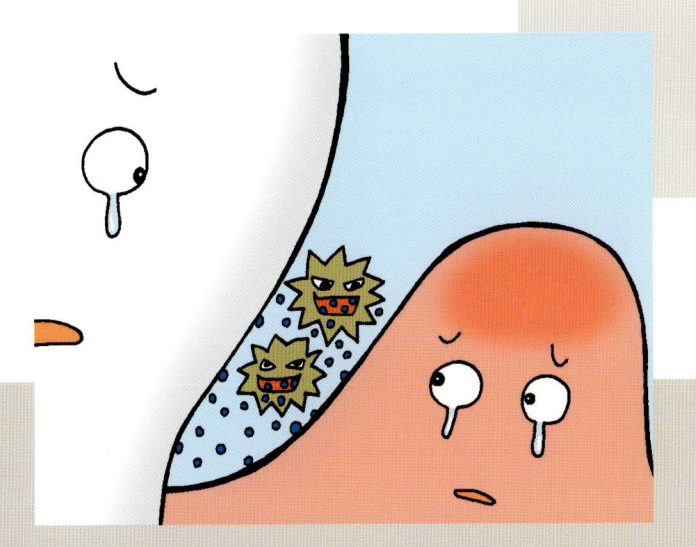

簡単にできるむし歯リスクテスト「シグナルキャッチ」

「シグナルキャッチ」は、口の中の衛生（汚れ）状況を簡単に色の変化でチェックする方法です。

使用方法

まず、台紙をシールからはがします。

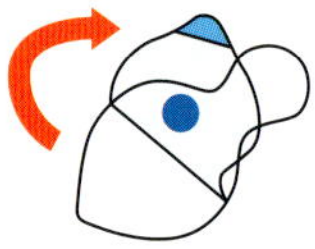

1 綿棒スポイトで口の中の唾液を吸い取り、台紙をはいだ青い部分の上に唾液を絞りだします。

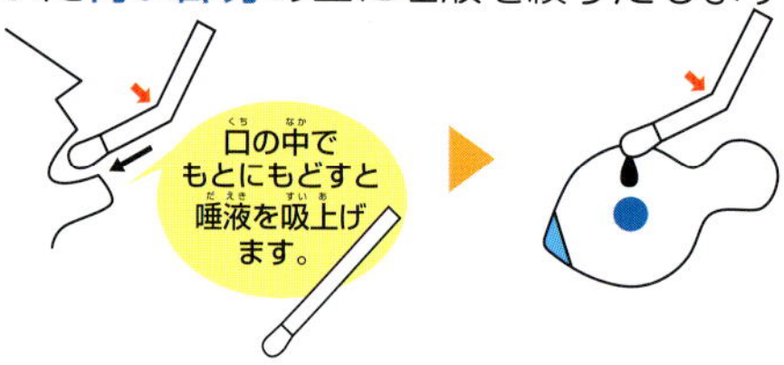

口の中でもとにもどすと唾液を吸上げます。

2 フィルムを図のように青い部分に張り合わせて密着させてください。

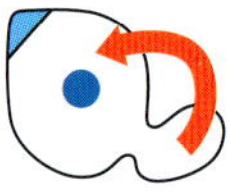

3 密着させたフィルムを皮膚に貼り、体温で温めてください。

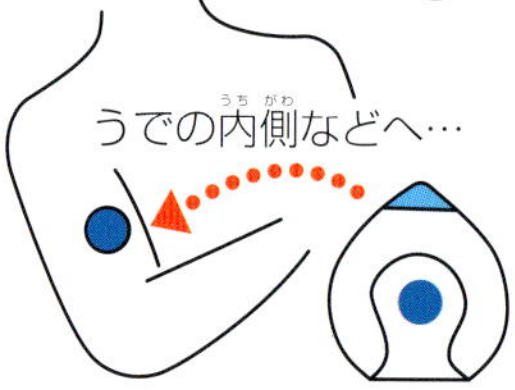

うでの内側などへ…

4 約15分後、肌に接していた側の変色を観察してください。 ※逆側は変色しません。

使用上の注意

1) 飲食中または直後（特に果物や果汁などの飲食直後）は正確に衛生状況が見られません。飲食、歯みがき及び洗口後、約2時間以上経った唾液を取ってください。
2) 発疹・発赤・かゆみ等の症状が現れた場合には、使用を中止してください。

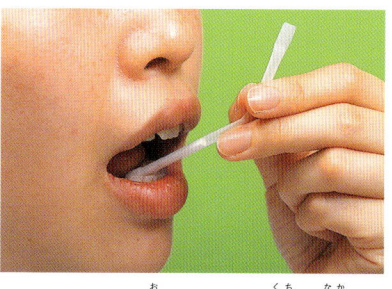

「シグナルキャッチ」の色の変化とお口の衛生状況

- 「お口の中は今のところきれいです」
  これからも「シグナルキャッチ」のチェックを忘れずに
- 「お口の中が汚れています。歯みがきも不十分です」
  正しい歯みがきをしましょう。「シグナルキャッチ」で「青色」の確認をしましょう。
- 「お口の中はとても汚れています。」
  このままにしておくと、歯の健康にも影響があります。

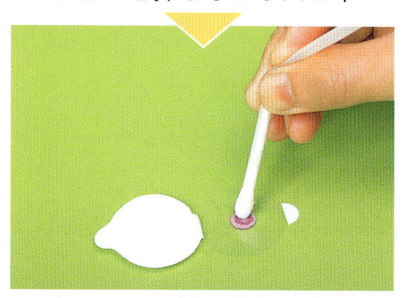

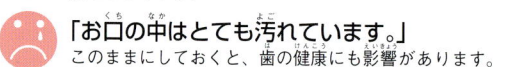

スポイトを押しながら口の中へ

押しながら青い部分へ出す

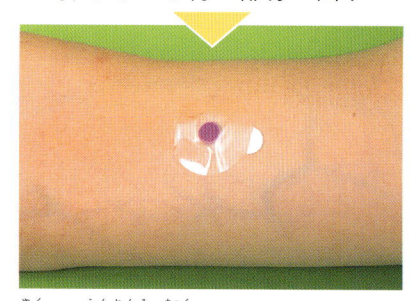

約15分間密着させたフィルムを皮膚に貼り体温で温める

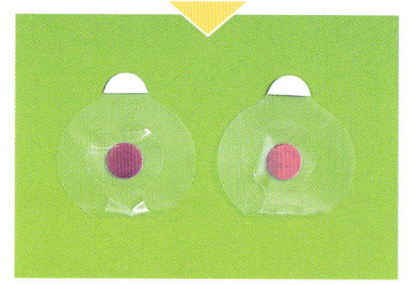

肌に密着していた側の変色を観察する

製造　昭和薬品化工株式会社
販売　株式会社 少年写真新聞社
〒102-8232 東京都千代田区九段北1丁目9番12号
お問い合わせ窓口：電話03（3263）7401

フッ化物洗口ガイドラインの通達文とその内容

医政発第0114002号
健発第0114006号
平成15年1月14日

各都道府県知事　殿

厚生労働省医政局長

厚生労働省健康局長

フッ化物洗口ガイドラインについて

　健康日本21における歯科保健目標を達成するために有効な手段として、フッ化物の応用は重要である。
　我が国における有効かつ安全なフッ化物応用法を確立するために、平成12年から厚生労働科学研究事業として、フッ化物の効果的な応用法と安全性の確保についての検討が行われたところであるが、この度、本研究事業において「フッ化物洗口実施要領」を取りまとめたところである。
　ついては、この研究事業の結果に基づき、8020運動の推進や国民に対する歯科保健情報の提供の観点から、従来のフッ化物歯面塗布法に加え、より効果的なフッ化物洗口法の普及を図るため、「フッ化物洗口ガイドライン」を別紙の通り定めたので、貴職におかれては、本ガイドラインの趣旨を踏まえ、貴管下保健所設置市、特別区、関係団体等に対して周知方お願いいたしたい。

いて、わが国におけるフッ化物の効果的な応用法と安全性の確保についての研究（「歯科疾患の予防技術・治療評価に関するフッ化物応用の総合的研究」）が行われている。
　さらに、第3次国民健康づくり運動である「21世紀における国民健康づくり運動」（健康日本21）においても歯科保健の「8020運動」がとりあげられ、2010年までの目標値が掲げられている。これらの目標値達成のための具体的方策として、フッ化物の利用が欠かせないことから、EBM(Evidence Based Medicine)の手法に基づいたフッ化物利用について、広く周知することは喫緊の課題となっている。
　このような現状に照らし、従来のフッ化物歯面塗布法に加え、より効果的なフッ化物洗口法の普及を図ることは、「8020」の達成の可能性を飛躍的に高め、国民の口腔保健の向上に大きく寄与できると考えられ、上記の厚生労働科学研究の結果を踏まえ、最新の研究成果を盛り込んだフッ化物洗口について、その具体的な方法を指針の形として定め、歯科臨床や公衆衛生、地域における歯科保健医療関係者に広く周知することとした。

1．はじめに

　フッ化物応用によるう蝕予防の有効性と安全性は、すでに国内外の多くの研究により示されており、口腔保健向上のためフッ化物の応用は、重要な役割を果たしている。
　わが国においては、世界保健機関（WHO）等の勧告に従って、歯科診療施設等で行うフッ化物歯面塗布法、学校等での公衆衛生的応用法や家庭で行う自己応用法であるフッ化物洗口法というフッ化物応用によるう蝕予防が行われてきた。特に、1970年代からフッ化物洗口を実施している学校施設での児童生徒のう蝕予防に顕著な効果の実績を示し、各自治体の歯科保健施策の一環として、その普及がなされてきた。

　そのメカニズムに関しても、近年、臨床的う蝕の前駆状態である歯の表面の脱灰に対して、フッ化物イオンが再石灰化を促進する有用な手段であることが明らかになっており、う蝕予防におけるフッ化物の役割が改めて注目されている。
　こうした中、平成11年に日本歯科医学会が「フッ化物応用についての総合的な見解」をまとめたことを受け、平成12年度から開始した厚生労働科学研究にお

2．対象者

　フッ化物洗口法は、とくに、4歳児から14歳までの期間に実施することがう蝕予防対策として最も大きな効果をもたらすことが示されている。また、成人の歯頸部う蝕や根面う蝕の予防にも効果があることが示されている。

1）対象年齢

　4歳から成人、老人まで広く適用される。特に、4歳（幼稚園児）から開始し、14歳（中学生）まで継続することが望ましい。その後の年齢においてもフッ化物は生涯にわたって歯に作用させることが効果的である。

2）う蝕の発生リスクの高い児（者）への対応

　修復処置した歯のう蝕再発防止や歯列矯正装置装着児の口腔衛生管理など、う蝕の発生リスクの高まった人への利用も効果的である。

3．フッ化物洗口の実施方法

　フッ化物洗口法は、自らでケアするという点では自己応用法（セルフ・ケア）であるが、その高いう蝕予

防効果や安全性、さらに高い費用便益率（Cost-Benefit Ratio）等、優れた公衆衛生的特性を示している。特に、地域単位で保育所・幼稚園や小・中学校で集団応用された場合は、公衆衛生特性の高い方法である。なお、集団応用の利点として、保健活動支援プログラムの一環として行うことで長期実施が確保される。

1）器材の準備、洗口剤の調製

施設での集団応用では、学校歯科医等の指導のもと、効果と安全性を確保して実施されなければならない。

家庭において実施する場合は、かかりつけ歯科医の指導・処方を受けた後、薬局にて洗口剤の交付を受け、用法・用量に従い洗口を行う。

2）洗口練習

フッ化物洗口法の実施に際しては、事前に水で練習させ、飲み込まずに吐き出させることが可能になってから開始する。

3）洗口の手順

洗口を実施する場合は、施設職員等の監督の下で行い、5～10mlの洗口液で約30秒間洗口（ブクブクうがい）する。洗口中は、座って下を向いた姿勢で行い、口腔内のすべての歯にまんべんなく洗口液がゆきわたるように行う。吐き出した洗口液は、そのまま排水口に流してよい。

4）洗口後の注意

洗口後30分間は、うがいや飲食物をとらないようにする。また、集団応用では、調整した洗口液（ポリタンクや分注ポンプ）の残りは、実施のたびに廃棄する。家庭用専用瓶では、一人あたり約1か月間の洗口ができる分量であり、冷暗所に保存する。

4．関連事項

1）フッ化物洗口法と他のフッ化物応用との組み合わせ

フッ化物洗口法と他の局所応用法を組み合わせて実施しても、フッ化物の過剰摂取になることはない。すなわちフッ化物洗口とフッ化物配合歯磨剤及びフッ化物歯面塗布を併用しても、特に問題はない。

2）薬剤管理上の注意

集団応用の場合の薬剤管理は、歯科医師の指導のもと、歯科医師あるいは薬剤師が、薬剤の処方、調剤、計量を行い、施設において厳重に管理する。

家庭で実施する場合は、歯科医師の指示のもと、保護者が薬剤を管理する。

3）インフォームド・コンセント

フッ化物洗口を実施する場合には、本人あるいは保護者に対して、具体的方法、期待される効果、安全性について十分に説明した後、同意を得て行う。

4）フッ化物洗口の安全性

（1）フッ化物洗口液の誤飲あるいは口腔内残留量と安全性

本法は、飲用してう蝕予防効果を期待する全身応用ではないが、たとえ誤って全量飲み込んだ場合でもただちに健康被害が発生することはないと考えられている方法であり、急性中毒と慢性中毒試験成績の両面からも理論上の安全性が確保されている。

①急性中毒
通常の方法であれば、急性中毒の心配はない。

②慢性中毒
過量摂取によるフッ化物の慢性中毒には、歯と骨のフッ素症がある。歯のフッ素症は、顎骨の中で歯が形成される時期に、長期間継続して過量のフッ化物が摂取されたときに発現する。フッ化物洗口を開始する時期が4歳であっても、永久歯の歯冠部は、ほぼできあがっており、口腔内の残留量が微量であるため、歯のフッ素症は発現しない。

骨のフッ素症は、8ppm以上の飲料水を20年以上飲み続けた場合に生じる症状であるので、フッ化物洗口のような微量な口腔内残留量の局所応用では発現することはない。

（2）有病者に対するフッ化物洗口

フッ化物洗口は、うがいが適切に行われる限り、身体が弱い人や障害をもっている人が特にフッ化物の影響を受けやすいということはない。腎疾患の人にも、う蝕予防として奨められる方法である。また、アレルギーの原因となることもない。骨折、ガン、神経系および遺伝系の疾患との関連などは、水道水フッ化物添加（Fluoridation）地域のデータを基にした疫学調査等によって否定されている。

5．「う蝕予防のためのフッ化物洗口実施マニュアル」

フッ化物応用に関する、より詳細な情報については、厚生労働科学研究「フッ化物応用に関する総合的研究」班が作成した「う蝕予防のためのフッ化物洗口実施マニュアル」を参照されたい。

日本で市販されているむし歯予防検査（Caries Risk Test）の一覧

商品名	評価項目	検体	判定器材，時間
		価格	検体数	会社名
ミューカウント	mutans streptococci 菌数測定	唾液	培養器，1日
		¥10,000	50	昭和薬品化工
★ RD test	resazurin 還元性菌の活性測定（総菌数）	唾液	必要なし，15分
		¥5,500	50	昭和薬品化工
カリオスタット	mutans streptococci の酸産生性	歯垢	培養器，1or2日間
		¥10,400	50	三金工業
★ Dentocult-SM	mutans streptococci 菌数測定	唾液	培養器，2日間
		¥7,500	10	オーラルケア
★ Dentocult-LB	乳酸菌数測定	唾液	培養器，4日 室温，7日
		¥7,500	10	オーラルケア
★ Dentobuff-STRIP	唾液緩衝能	唾液	必要なし，5分間
		¥7,500	10	オーラルケア
Oricult-N	カンジダ菌数測定	唾液，粘膜	培養器，2日 室温，5日
		¥9,600	10	オーラルケア
Rogosa SL agar	乳酸菌数測定	唾液，歯垢	培養器，4日間
			粉末	Difco
MS agar	mutans streptococci 菌数測定	唾液，歯垢	培養器，2日
			粉末	Difco
Snyder test agar	乳酸菌の酸産生性	唾液	培養器，1 or 2 or 3日間
			粉末	Difco
CRT bacteria	mutans streptococci 菌数測定および乳酸菌数測定	唾液	培養器，2日
		¥8,400	12	白水貿易
CRT buffer	唾液緩衝能	唾液	5分
		¥3,600	6	白水貿易
★ カンジダカラー	カンジダ菌数測定	唾液・歯垢・粘膜	培養器，2日
			10	関東化学
★ オーラルテスター	Streptococcus mutans	唾液	室温，15～30分
		¥7,500	3回分	トクヤマデンタル

★は本書で紹介されているキット

眞木（1995, 2003, 2010 改正）

著者紹介

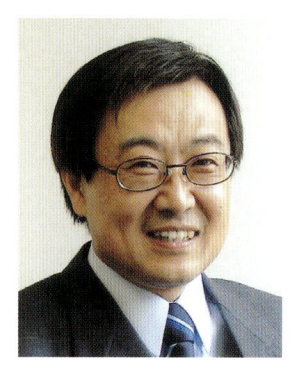

【略歴】

昭和29年	山形県生まれ
昭和53年3月	東京歯科大学卒業
昭和62年9月	スウェーデン、ルンド大学歯学部口腔微生物学講座留学（スウェーデン政府給費留学生、1年5か月）
平成2年4月	東京歯科大学口腔衛生学講座助教授
平成14年4月	東京歯科大学衛生学講座教授
平成14年4月	（財）ライオン歯科衛生研究所　附属東京診療所　院長
平成22年4月	東京歯科大学社会歯科学研究室教授

【学会活動】

昭和53年4月	東京歯科大学学会評議員
昭和53年4月	日本口腔衛生学会理事
昭和63年3月	International Association for Dental Research会員
昭和63年3月	日本老年歯科医学会理事
昭和63年3月	日本障害者歯科医学会評議員

歯学博士　眞木吉信

【社会における主な活動】

平成3年7月　全日本健康推進学校表彰会中央審査委員（朝日新聞社、文部科学省、厚生労働省）
平成4年5月　アジア太平洋歯科連盟（APDF）公衆歯科衛生委員会委員
平成10年4月　日本学校保健会健康つくり推進委員会委員

【主な著書（共著）】

眞木吉信、高江洲義矩（分担執筆）　歯科衛生士による訪問歯科保健指導ガイドブック　医歯薬出版、東京、1994
高江洲義矩、眞木吉信、杉原直樹（訳分担）　フッ化物と口腔保健（Fluoride and Oral Health, WHO）　一世出版、東京、1995
眞木吉信（分担執筆）　ライフステージからみた齲蝕のエコロジー　医歯薬出版、東京、1996
眞木吉信（分担執筆）　健康優良・推進学校の奇跡［小学校の心づくりと体づくり］
　　　　　　　　　　　第Ⅱ部 健康推進活動の課題と展望　三　すこやかな体づくり　朝日新聞社、東京、1998
眞木吉信（分担執筆）　全日本健康優良・推進学校の記録　第2巻　二　子どもをとりまく環境　港の人、鎌倉、1998
眞木吉信（分担執筆）　全日本健康優良・推進学校の記録　第3巻　三　すこやかな体づくり（2）　港の人、鎌倉、1998
眞木吉信（監修，分担執筆）　これ1冊でわかる歯根面齲蝕のすべて　21世紀のカリオロジー戦略
　　　　　　　　　　　第1部〜第3部　クインテッセンス出版、東京、1999
日本口腔衛生学会　フッ化物応用研究委員会編集、眞木吉信（分担執筆）
　　　　　　　　　　フッ化物応用と健康　－齲蝕予防効果と安全性－　日本口腔保健協会、東京、1998
眞木吉信（訳分担）　唾液の科学　一世出版、東京、1998
眞木吉信（訳分担）　生きる力をはぐくむ、歯・口の健康つくり「総合的な学習の時間」で何ができるの？
　　　　　　　　　　財団法人 日本学校保健会　平成13年2月
眞木吉信　　　　　　歯・口の働きとつくり　2002年11月　少年写真新聞社
眞木吉信（編著，分担執筆）　ガイドブック　21世紀の歯科医師と歯科衛生士のためのフッ化物臨床応用のサイエンス、2002
眞木吉信（分担執筆）　う蝕予防のためのフッ化物洗口実施マニュアル、フッ化物応用研究会編、社会保険研究所、2003
眞木吉信（監修）　フッ化物応用の手引－フルオライドA to Z－　東京都健康局、2003
眞木吉信　　　　　歯周病と全身の健康を考える－新しい健康科学への架け橋、医歯薬出版、2004
眞木吉信（編著）　フッ化物徐放性修復材料ガイドブック、永末書店、2005
眞木吉信（分担執筆）　う蝕予防のためのフッ化物配合歯磨剤応用マニュアル、フッ化物応用研究会編、社会保険研究所、2006
眞木吉信（分担執筆）　う蝕予防のためのフッ化物歯面塗布実施マニュアル、フッ化物応用研究会編、社会保険研究所、2007
その他調査研究、学術論文、共著執筆多数

企画・編集	松本美枝子		イラスト	中村 光宏

むし歯・歯周病は感染症　発病の原因と予防

発　行　日	2003年9月1日初版第1刷発行
	2010年8月1日初版第3刷発行
著　　　者	眞木　吉信
発　行　所	株式会社　少年写真新聞社　〒102-8232 東京都千代田区九段北1-9-12
	TEL 03-3264-2624　FAX 03-5276-7785
	URL http://www.schoolpress.co.jp/
発　行　人	松本　恒
印　　　刷	株式会社　豊島

© Yoshinobu Maki 2003, 2010 Printed in Japan
ISBN978-4-87981-166-0　C0037

本書を無断で複写・複製・転載・デジタルデータ化することを禁じます。落丁・乱丁本は、おとりかえいたします。
定価はカバーに表示してあります。